Spiritual Culture
青心文化

U0390443

在阅读中疗愈·在疗愈中成长
READING & HEALING & GROWING

谢谢你，我爱你

扫码关注，回复书名，聆听专业音频讲解，
听修·蓝博士讲述发生在夏威夷的零极限故事，
学习时刻进行自我清理的生活方式。

全新修订本

零极限

创造健康、平静与财富的
夏威夷疗法

The secret hawaiian system for wealth,
health, peace, and more

[美] 乔·维泰利 Joe Vitale
[美] 伊贺列卡拉·修·蓝博士 Ihaleakala Hew Len, PhD 著

胡尧 译

中国青年出版社

图书在版编目（CIP）数据

零极限：创造健康、平静与财富的夏威夷疗法 /（美）维泰利，（美）蓝著；胡尧译. --
北京：中国青年出版社，2014.10（2024.6 重印）
　　书名原文：Zero limits : the secret hawaiian system for wealth, health, peace, and more
　　ISBN 978-7-5153-2631-3

Ⅰ.①零… Ⅱ.①维… ②蓝…③胡… Ⅲ.①精神疗法 Ⅳ.① R749.055

中国版本图书馆 CIP 数据核字 (2014) 第 188110 号

著作权合同登记号：01-2014-5062
Zero Limits : the Secret Hawaiian System for Wealth, Health, Peace & More
Copyright © 2007 by Hypnotic Marketing and Dr.Ihaleakala Hew Len
All Rights Reserved. This translation published under license with the original publisher John
Wiley & Sons,Inc.
中文简体字版权 © 北京中青心文化传媒有限公司 2020

零极限：创造健康、平静与财富的夏威夷疗法

作　　者：[美] 乔·维泰利　　　[美] 伊贺列卡拉·修·蓝博士
译　　者：胡尧
插图作者：杜文涓
责任编辑：吕娜
书籍设计：瞿中华
出版发行：中国青年出版社
社　　址：北京市东城区东四十二条 21 号
网　　址：www.cyp.com.cn
经　　销：新华书店
印　　刷：三河市万龙印装有限公司
规　　格：787mm×1092mm　1/32
印　　张：8.75
字　　数：230 千字
版　　次：2020 年 5 月北京第 2 版
印　　次：2024 年 6 月河北第 15 次印刷
定　　价：69.00 元
如有印装质量问题，请凭购书发票与质检部联系调换。联系电话：010-57350337

从世界上最奇特的一个治疗师的故事开始……

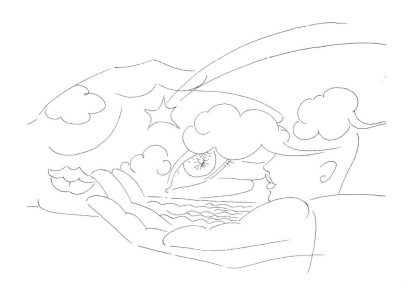

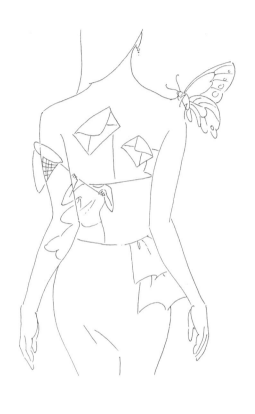

听说有一个心理学家用了一种来自夏威夷的治疗法，
在没有会见任何患有精神疾病的罪犯的情况下，
治好了他们所有人的疾病的故事。
这个故事勾起了作者的好奇心，
他决定去寻找这位神奇的治疗师。

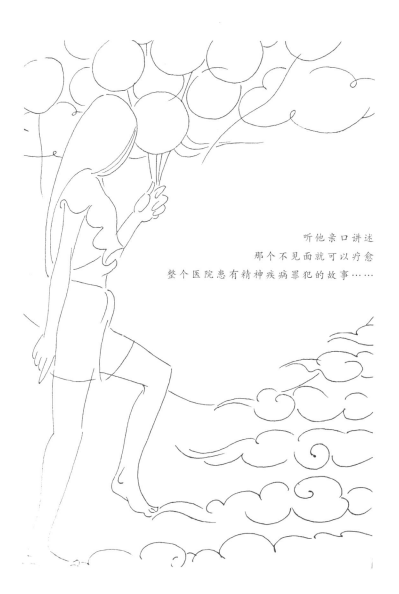

听他亲口讲述
那个不见面就可以疗愈
整个医院患有精神疾病罪犯的故事……

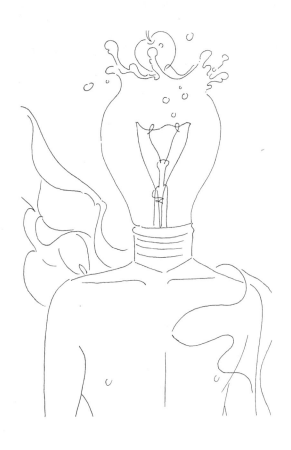

拨开迷雾，
与夏威夷治疗师的初次见面……
如何吸引灵感，
抵达那个没有极限的零的状态？

对自己的人生负百分之百的的责任的意思是，
你生命中的每件事，只因为它在你的生命中，
所以都是你的责任。
爱自己是提升自己的最好方法。
当你提升了自己，
也就同时改善了你的世界。

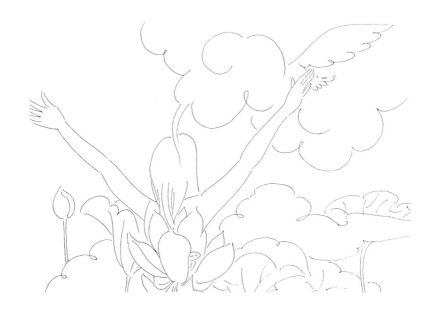

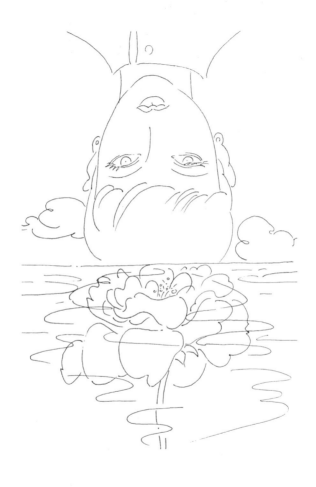

抵达零极限的秘诀
——对生命中的一切说"Aloha"。

"荷欧波诺波诺"并不简单，
它需要你怀有开放的心态全然接纳并相信它。

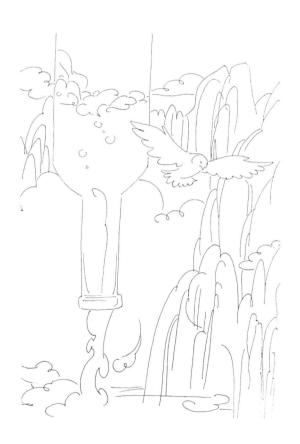

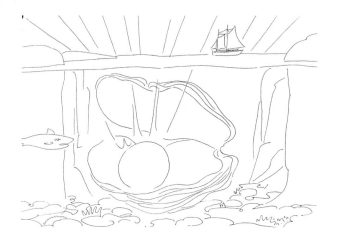

相信奇迹的人必然活在奇迹之中！

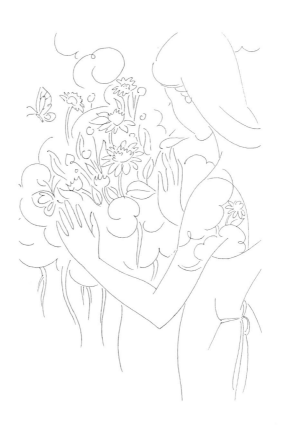

神性给予生命作为礼物，
而生命的意义在于：清理，清理，清理。
带你找到自己的香格里拉。
在哪里？
在你心里。

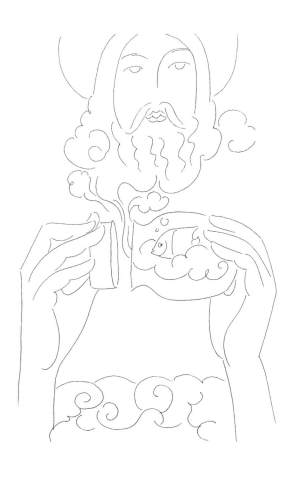

当所有的记忆都归零了，
神性将启发我们去做我们来此该做的事。

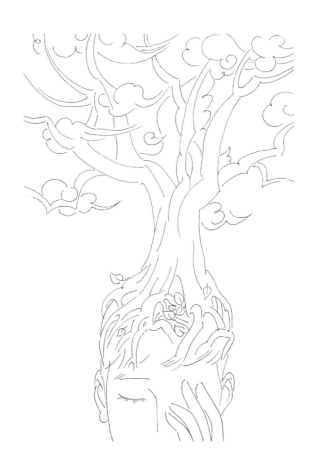

零极限不只是空无和虚无，
更是一种纯粹的爱的状态。
它并不在遥远的天边，
而是存在于你的内在。

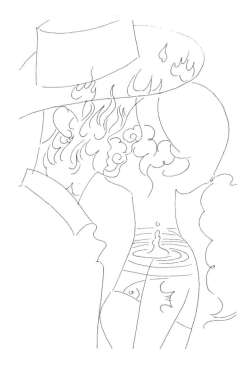

选择有时也是一种限制，

放下执拗，顺其自然才是王道。

生命的意义在于每个时刻都能回归于爱。

为了实现它，

一个人得要知道，

他对自己所造就的生命道路负有百分百的责任。

他必须了解到，

是他的思想创造了自己生命中的每个当下。

困扰并非来自他人、他事、他地，

而是来自对这一切的想法。

人们必须意识到，

根本就没有"外在"这回事。

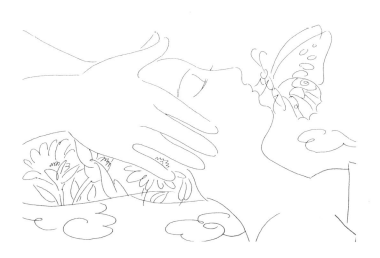

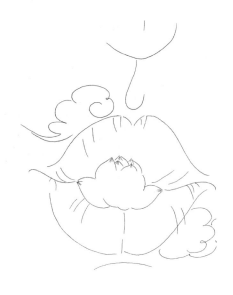

在"我爱你"这个简单的句子里，
有三个可以改变一切的要素：
感激、尊重和转换。

在夏威夷的古老传说中，
一切都起源于思想，
而最伟大的治疗方式就是爱。

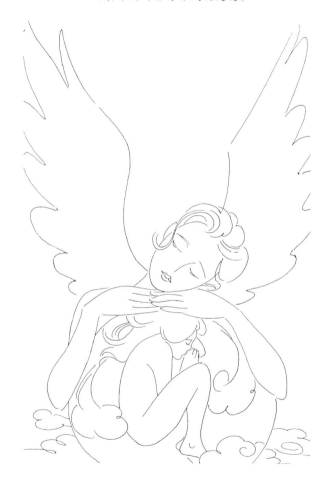

愿平静与你同在

目 录

推荐序　张德芬

让生命有不一样的改变

"我爱你""对不起""请原谅""谢谢你"这几句话，包含了解决我们人类内外在冲突的所有资源。随着我自己个人成长进程的开展，我真的发现"忏悔"与"感恩"是两个最重要的成长工具。

感恩是我们都知道的，可是，没有了忏悔作基础，感恩很可能会变成流于表面，甚至带着优越感的虚应故事。而"由衷忏悔"的力量却无比强大，可以穿破一切恩怨情仇以及纠葛不清的负面能量，让感恩的正面光芒可以更加光芒万丈。而有了忏悔作后盾，我们才能真正地做到所谓"宽恕他人"。

所以，不要小看了这几句话，在读这本书的字里行间可以好好体会它们的深意，进而把它们落实到我们的生活中。一段时间之后，你一定可以看到自己的生命有了不一样的改变！

作者序 **平静从这里开始** 伊贺列卡拉·修·蓝博士

　　敬爱的莫娜·纳拉玛库·西蒙那——"荷欧波诺波诺"大我意识疗法的创始人和第一任导师——的桌上有张贴纸写着："平静从我开始。"

　　从1982年12月到1992年2月，她在德国基希海姆仙逝这十年来，我跟随并和她一起工作，在此期间，我见证了这种超越思维逻辑可以理解的平静。尽管她躺在床上等待死神的降临，周围一片嘈杂，但是她散发出来的平静是不可思议的。

　　能接受莫娜十年的指导是我莫大的荣幸，也是我巨大的幸运。自此之后我一直在运用"荷欧波诺波诺"大我意识疗法，并乐此不疲，感谢我的好友乔·维泰利博士的帮助，是他让这个系统在世界广泛传播开来。

　　但事实上这个系统只需要从我传到你就行了，因为我们都是一体的，这一切都发生在内在。

2006 年我写了一篇题为《世界上最神奇的治疗师》的文章，说的是一个心理学家用了一种来自夏威夷的治疗法，在没有会见任何一个患有精神疾病的罪犯的情况下，治好了他们所有人的疾病的故事。早在 2004 年，我就听说过关于这位心理学家和他的治疗法，我花了两年的时间才找到他。之后，我就向他学习并写了那篇流传颇广的文章。

那篇文章在互联网上迅速传播开来。它被一大堆的人粘贴在新闻组和电子邮件上。我网站上的会员非常喜欢它，他们转给了成千上万的人，这些人又转给自己的亲人和好友们。我估计大约有 500 万人读过这篇文章。

每一个阅读过这篇文章的人都觉得难以置信。有些人深受启发，有些人则满腹狐疑，所有人都想知道更多。于是，就有了这本书。

哪怕你非常熟悉我之前的书——《相信就可以做到》——中所说的 5 个吸引力法则，你还是很难理解我即将揭示的不可思议的洞见，至少不会在第一次阅读时就能读懂。我将分享一个简单的流程来帮助理解，为什么我能在没有试图想要什么发生时，获得一些巨大的成就。下面就是其中的一些成就：

★我曾连续 10 年跟南丁格尔－科南特集团洽谈有声书的出版计划，一直没有结果，但在我放弃计划后，《无耻营销力量大》这部有声书诞生了。

★我是如何在毫无规划的情况下从无家可归、家徒四壁的作家成为畅销书作家和网络营销大师的？

★我渴望"吸引"一辆宝马 Z3 跑车的欲望，启发了我一个全新的网络营销点子——它让我在一天之内赚了 22 500 美元，并在一年之内赚了 25 万美元。

★在我破产又闹离婚时，我想要收购并搬进得克萨斯州希尔乡村不动产的欲望，让我创造了一天赚了 5 万美元的新生意。

★当我放弃减肥，并敞开自己去接纳新的达成自己愿望的方法时，我反而减掉了 36 公斤。

★我希望成为畅销书作家的愿望，让我在毫无计划，甚至不知写的是什么的情况下，写出了一本位居排行榜第一名的畅销书。

★我甚至在没有祈求、意愿、恳请或是故意安排下，就出现在热门电影《秘密》里。

★我想都没想过，却在 2006 年 11 月以及 2007 年 3 月上了《赖利·金脱口秀》。

★当我在写这些字时，好莱坞的大腕们正在讨论要把我的著作《相信就可以做到》拍成电影。还有一些人正在商讨着为我量身定做一档电视节目。

这些案例还可以列举下去，但是你该看明白了，我生命中发生了很多奇迹。

但是这些奇迹为什么会发生？

我曾经无家可归，现在我却是畅销书作家、网络名人和千万富翁。

到底在我身上发生了什么，才让我获得这些成功？

是的，我追随了我的梦想。

是的，我采取了行动。

是的，我坚持不懈。

但这不还有一大堆的人同样做了这些事，却依然没有成功吗？

区别在哪儿？

如果你审视一下上面列举的成就单，你会发现，其中没有一样是直接由我创造的。事实上，它们的共同之处是：它们都是一种神性精神在计划，而我有时候却是一个不情愿的配合者。

换个说法：在我发现那个神奇的夏威夷治疗师，并学习了他的方法后，他深深地影响了我在 2006 年年末举办的一个称为"超越彰显"的研讨会。在研讨会上，我要求每个人列举出所有他们知道的，可以彰显或者吸引事物来到他们生命中的方法。他们提到了：自我确认、视觉化想象、意愿、身体觉知方法、感受最后结果法、编脚本法、情绪自由技巧或是敲打，还有更多其他的方法。等所有人都一一列举完创造了他们的现实的方法后，我问他们，这些方法是否总是有效，毫无例外呢？

每个人都认为这些方法并非总是有效。

"那么，为什么不总是有效呢？"我问他们。

没人能给出确切的答案。

随后，我分享了自己的观点："因为这些方法都有局限性，它们是心智的玩具，让你以为自己可以主宰命运。事实是，你并非那个主宰者。然而，当你放下这些玩具，并且活出你内在没有极限的状态时，真正的奇迹便会发生。"

之后，我告诉他们，超越所有这些玩具，在大脑喋喋不休之外的地方，就是我们称之为神性的地方。我接着解释说，生活至少有三个层面，一开始你认为你是受害者，接着你认为你是自己生命的创造者，最后——如果你够幸运——你将成为神性的使者。在最后一个层面上，我将在本书做更多论述，不可思议的奇迹将要发生——甚至你什么都不用去做。

今早，我会见了一位来自催眠师协会的金卡会员，他是一位目标设定专家。他写了十几本书，累计销量达百万册。他知道如何教别人设立目标。他的理念大意是对完成某事要怀有燃烧的渴望，但那是不完整的。我问他，如果某人找不到设定目标的动机，更别说去实现它，那么这时该怎么办？

"如果我知道这个答案的话，"他说，"我就能解决这个世界上绝大多数的问题。"

他继续说："必须在实现目标的过程中表现得如饥似渴。如果你不能，你就失去了聚焦在目标上的自律性。"

"要是你做不到如饥似渴呢？"我问。

"那你就达不到你的目标。"

"那你是如何让自己如饥似渴或是激情澎湃呢？"

他顿时哑口无言了。

这就是困扰所在。在特定的时候，那些自我帮助和目标设定方法都统统失效。当人们并非想达成某件事，当他们并非想聚焦能量以达成目标时，失效的事实就发生了。人们退缩了。每个人都有在1月1日下定决心，在1月2日就忘得一干二净的经历。虽然意愿都很好，但是深层的某些东西并没有和意识上的欲望达成一致。

那么，你该如何去处理那个深层的非"如饥似渴"状态呢？

本书的夏威夷疗法就要派上用场了。它能帮助你清理无意识，也就是障碍之所在。它能清理那些阻止你达成渴望——不论是健康还是财富、幸福等——的潜藏模式。这一切都将发生在你的内在。

我将在本书中阐释这一切。现在，请思考一下下面的内容：

这里有一句来自丹麦作家陶·诺瑞钱德的著作《使用者的幻觉》中的话，它综述了你将要登陆的心理过山车的精髓所在："宇宙诞生于空无。"

简而言之，零极限就是回归到零的状态，也就是什么都不存在，但一切皆有可能的状态。在零状态里，没有思想，没有言语，没有行为，没有记忆，没有模式，没有信仰，没有任何东西，只是空无。

但是，当空无对着镜子看它自己的时候，你就诞生了。从那时起，你被创造出来，无意识地汲取和吸收信仰、模式、记忆、思想、言语、行为……很多模式追根溯源都来自本体之初。

本书的目的就要帮助你不断地经验奇迹。从此，我描述的奇迹就要降临在你身上。它们将是你独有的，非凡、神奇，且不可思议。

我的灵性之旅难以置信，也难以描述。我成就了比我狂野的梦想更大的事。我掌握了新的技巧，我在自己和对世界的爱的层面，上升到了一个言语无法形容的境地。我几乎活在一个持续敬畏的状态里。

或者，每个人都以自己内在的滤镜来看世界。宗教学家、哲学家、治疗师、作家、演讲者、心灵导师等，都以特定的倾向来看世界。你将在这本书里学到的是，如何用一副新的滤镜来解除所有其他的滤镜。一旦成功，你就会到达我称之为零极限的境界。

务必要弄清楚的是，这是历史上第一本揭示最新版本的夏威夷疗法——"荷欧波诺波诺"大我意识疗法——的书。也请你理解，这只是我个人对这个方法的体验。这本书是带着教我神奇疗法的治疗师的祝福，透过我个人看世界的内在滤镜而完成的。要真正理解"荷欧波诺波诺"大我意识疗法，最好进行为期一周的体验。

最后，将本书的精髓归结为一句话，一句你要学着去用的话；一句揭示了宇宙终极奥秘的话；一句我想现在对你和神性说的话：

"我爱你。"

拿好门票，坐好，灵性之旅的高速列车就要启动了。

抓紧你的帽子。

从世界上最奇特的一个治疗师的故事开始……

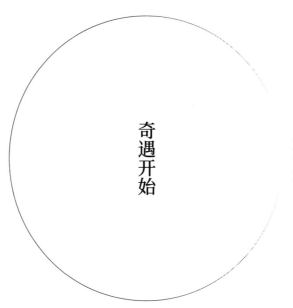

第一章

奇遇开始

2004 年 8 月，我参加了国家催眠师协会的年会，在会上有个发言，并且负责一个展台。

我很喜欢这些同行、会议主题、这里的能量场，还有这里的网络。

我没有想到的是，一件从此改变我命运的事情会在这里发生。

我的好友马克·赖恩也参加了这个会议，他也是个催眠治疗师。他思想开放、充满好奇心、能言善道，热衷于生命的拓展和对生命奥秘的探索。

我们总有聊不完的话题，从治疗界的大师米尔顿·埃里克森，到鲜为人知的萨满。闲谈中，马克提到了一件让我颇为惊讶的事情：

"你听说过有个治疗师在没有跟被治疗者见面就治好他们疾病的事吗？"

我猛然一惊，我的确听说过一些异能治疗师和远距离治疗师，但马克说的显然是另一回事。他接着说：

"听说这是个心理学家治好了整个医院的精神病罪犯，却从未会见其中的任何一个病人。"

"他是怎么做到的呢?"我好奇地问。

"他使用了一种称之为'荷欧波诺波诺'的夏威夷治疗系统。"

"荷欧什么来着?"我让马克重复这个名字有十来遍才听清楚。

我之前从没听说过,马克也所知不多。我不仅对此很好奇,同时我也很怀疑。我猜这可能是个传说,难道不见面就能把人治好吗?

马克接着告诉我下面的故事:"为了寻找真正的自我,16年来,我常常去攀爬加州的夏斯塔山。一次当地的朋友给了我一本小册子,让我终生难忘。那是一本白底蓝字的印刷品,它写的是一位夏威夷治疗师和他的疗法的故事。多年来我一直阅读它。它并没有写那个治疗师是怎么做的,但是它写到他用自己的疗法治好了很多人。"

"那本小册子现在在哪里?"我问道,"我也想读读看。"

"我找不着了,"马克回答道,"不过我有种非告诉你不可的感觉。或许你并不相信我说的,但是我跟你一样,对此非常好奇。我也想知道更多。"

转眼一年过去了。在此期间,我在网络上搜索了很久,没有找到任何关于有人能在不见面的情况下治好病人的报道。当然,还是有不少关于远距离治疗的信息,被治疗者可以不在场,但是我知道那个夏威夷治疗师做的并不是这种。后来我才知道，在他的治疗里根本就没有空间、距离的概念。此外，我不知道如何拼写"荷欧波诺波诺"，因此无法在网上搜索一番。于是，就此作罢。

之后，在2005年的催眠师年会上，马克再次提到那个神奇的治疗师。

"你找到任何关于他的东西了吗？"马克问道。

"我不知道他叫什么名字，我也不会拼写那个荷欧什么来着，"我解释说，"我什么都找不到。"

马克的行动力超强。在会议休息时间，我拿出笔记本电脑，找了个网络接口，我们就开始上网搜索起来。没多久，我们就找到了"荷欧波诺波诺"的官方网站：www.hooponopono.org。我浏览了一下，看了几篇文章，对此有了一个大致了解。

我看到一则关于"荷欧波诺波诺"的定义："'荷欧波诺波诺'是一种释放内在有害能量，让神性的思想、话语、行为和行动充满你的疗法。"

我完全搞不懂那是什么意思，接着看了点别的。我看到这样一段：

简单地说，"荷欧波诺波诺"的意思就是，"使之正确"或"改正错误"。依据夏威夷远祖的说法，错误来自感染了旧有痛

苦记忆的思想。"荷欧波诺波诺"提供了一种方法，它能释放
导致失衡和疾病的痛苦思想或错误。

听起来很有趣，但这是什么意思呢？

我搜遍整个网站，想找到更多关于那个不见面就能治病
的神奇治疗师的信息，我找到一个名为"荷欧波诺波诺大我
意识"的最新的"荷欧波诺波诺"疗法（Self I-Dentity through
Ho'oponopono，简称"SITH"）。

我不知道那是什么意思，马克也看不懂。我们继续搜索。
我的笔记本电脑就是载着我们在这片新领地上狂奔的骏马。我
的指头在键盘上飞快地跳跃着，我们想要找到答案。

我们找到下面这篇文章：

"荷欧波诺波诺"的大我意识
——我对个案身上出现的问题百分之百负责
伊贺列卡拉·修·蓝博士和查尔斯·布朗　著

通常，解决一个问题或者做治疗时，治疗师先入为主地认
为问题出自个案而非自身。治疗师认为自己的职责是帮助个案
解决问题。是否是这种认知导致了整个治疗领域的集体乏力？

要想高效地解决问题，治疗师必须愿意对出现的问题负百

分之百的责任。这就是说，他要愿意承认，所有问题都源于自己内在的错误思想，而非源自个案。治疗师们似乎都没有意识到，每次问题发生时，他们都是在场的。

只有对问题的产生负百分之百的责任，治疗师才有能力对问题的解决负百分百的责任。用最新的"荷欧波诺波诺"疗法，能让一个治疗师把自己内在和个案内在的错误思想，转化为洋溢着爱的思想。这是一种忏悔和宽恕的方法，由莫娜·纳拉玛库·西蒙那导师发展而来。

辛希亚满眼泪水，两道法令纹深深地刻在嘴边。"儿子让我操心死了，"她轻叹一声，"他又开始吸毒了。"在她讲述自己痛苦经历的同时，我开始归零我内在的导致她现在的问题的错误思想。

充满爱的思想替代了错误的思想，将波及治疗师、治疗师的家人、朋友、祖先，还有个案，以及个案的家人、朋友、祖先。最新的"荷欧波诺波诺"疗法能帮助治疗师直接从源头上处理问题，就是把错误的思想转变成爱的思想。

辛希亚的泪水开始风干，紧绷的脸也逐渐开始放松。她开始微笑，整张脸开始绽放。"不知道怎么回事，但是我感觉好多了。"我也不知道怎么回事。说真的，生命就是一个谜，只有爱才能揭示一切谜底。没人知道所有的事。我只好不管，只是去感谢因爱而来的一切美好。

　　用最新的"荷欧波诺波诺"疗法解决问题时，治疗师首先要专注于自己的角色，让自己能连接上万有的源头，就是别人称之为"爱"或"神"的那一个。一旦连接到位，治疗师就可以呼求爱来修正自己内在的错误思想，正是它们依次造成自己和个案身上的问题。呼求是治疗师忏悔或是宽恕自己的过程——"对不起，是我内在错误的思想导致了我和个案的问题，请原谅我。"

　　作为对治疗师忏悔或是原谅的回应，爱开始以神奇的方式转变错误的思想。在这个灵性层面的修正过程中，爱首先中和导致问题的错误情绪，例如怨恨、恐惧、愤怒、谴责，或是困惑。紧接着，爱释放掉已被思想中和的能量，让它们处于一种空、虚的完全自由状态。

　　这些思想变得空无、自由后，爱就将自己填满它们。结果呢？治疗师焕然一新，处处洋溢着爱。个案也洋溢着爱，因此，所有其他一切相关的问题也被爱充满。哪里曾绝望，哪里就有爱；哪里曾黑暗，哪里就有光。

　　"荷欧波诺波诺"大我意识疗法训练教导人们认识自己、在每个当下如何去处理问题，以及如何在爱中获得重生，成为爱的源头。训练从一个两小时的免费讲座开始，与会者将初步了解，内在思想是如何造成灵性、心理、情绪、身体、人际和财务上的问题的。在周末的训练中，学员将学到："问题是什么？问题在哪里？如何用 25 种以上的方法来对治不同的问题，以及如何真正照顾好自己。"训练的重要原则是：只有对自己百分之百负责，对自己生活中发生的所有事负责，才能毫不费力地解决问题。

最新的"荷欧波诺波诺"疗法的神奇之处在于，你总会看到全新的自己，每次实践，你都会对爱带来的奇迹越来越感激。

我用下面的洞见，来照料我的生活和人际关系：

1. 物质宇宙是我思想的显现。

2. 如果我的思想"致癌"，它就会创造出"致癌"的现实。

3. 如果我的思想是完美的，它就创造出充满爱的现实。

4. 我对我所创造的物质宇宙百分之百负责。

5. 我对"致癌的思想造就致癌的现实"的改变百分之百负责。

6. 没有所谓"外在"，每件事都以思想呈现在我的脑海里。

马克和我读完这篇文章后，开始疑惑到底哪个作者才是我们要找的治疗师，是查尔斯·布朗还是修·蓝博士？我们一头雾水，一筹莫展。文章中提到的莫娜又是谁？荷欧什么大我意识又是什么？

我们继续找下去。

我们找到更多文章，似乎搜寻的方向更加清晰。比如有个很有启发性的声明："'荷欧波诺波诺'大我意识视每个问题为机会而非磨难。问题不过是旧有记忆的重现，是为了再给我们一次机会，用爱的眼光去看、以灵感去行动。"

我很好奇，但我还是没看懂。问题是"旧有记忆的重现"？啊？作者到底想表达什么呢？到底这个"荷欧什么"来着是怎么让这个治疗师治好别人的呢？这个治疗师到底是谁？

我又找到一篇由记者达雷尔·西福特写的文章，里头叙述了他跟这个荷欧什么疗法的创始人见面的事。创始人的名字叫莫娜，她是个卡胡那，意思是"秘密的传承者"。莫娜是透过"呼求帮我们做主的神性"来治好人们的。那神性在每个人的内在，它是神圣创造者的延伸。

或许你已经看明白了，但我们当时都没看懂。很显然，莫娜念叨了些类似祈祷的话语，最终治好了他人。我用心记下要去找她的祈祷词，不过眼下我却有另外一件事要忙：找到这个治疗师并跟他学习他的疗法。我想知道更多的事，想要见到这位治疗师的渴望越来越强烈。尽管我们不得不返回到大会的座席上，我们还是坐堂旷会，继续我们的搜寻。

根据网站和文章来看，我们猜想我们要找的这个治疗师，名字叫伊贺列卡拉·修·蓝。我不知道怎么拼写，更别说发音了。我不知道去哪里找他。网站上也没有他的联系方式，我们试图用谷歌去搜索他，但是毫无结果。我们开始怀疑这个犹如天人的治疗师是否是个杜撰的角色，或者已经退休，抑或早已不在人世了。

我合上笔记本电脑，回到会议大厅。

奇遇就此开始。

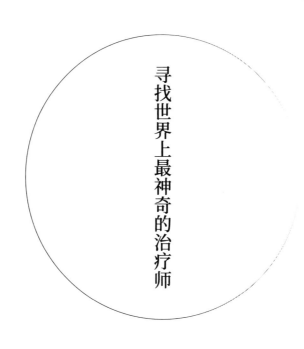

寻找世界上最神奇的治疗师

第二章

回到得克萨斯州奥斯汀市的家中，我还念念不忘那个不见面就能治好他人的治疗师的事迹。他的疗法是什么？这是否只是个骗人的故事？

我在《内在旅程》和《相信就可以做到》两本书里，概述了我在自我成长方面20年来的经历，不难理解，我是个多么渴望成长的人。我总是充满好奇心，曾花了7年的时间跟随一位颇有争议的精神导师。我遍访了"自助"领域的导师、名人、作家、演说家、神秘主义者和心灵魔术师。由于最近几本书的成功，我和很多在人类发展领域的领头专家成为朋友，但我始终对那个治疗师难以忘怀。他非同一般，别具一格。

我想知道更多。

于是，我又开始搜索。过去我曾经雇用私人侦探帮我查找失踪的人。我在写《遗失的七个成功秘密》(跟广告天才布鲁斯·巴顿有关的书)时就用过这一招。我正准备找个专业侦探去寻找修·蓝博士的下落时，一件奇异的事情发生了。

一天，当我再度搜索修·蓝博士的时候，我发现他的名字跟一个网站有关系。我搞不明白为什么之前我一直没有搜到，不过现在却有了。

在网站上我还是找不到联系电话，但是却有一个能请修·蓝博士做咨询的电子邮箱。这个疗法看起来怪怪的，不过在这个网络时代，很多东西见怪不怪了。或许想要见到他第一步只能这样，我就先给他发了封邮件。我激动无比、焦急地等着他的回复。他会怎么说呢？他会写些有启发性的话吗？还是他会用电子邮件治疗我呢？

那一夜我失眠了，我急切盼望收到他的回信。第二天清晨，我收到了他回信，内容如下：

乔：

谢谢你来信询问如何咨询。通常，我以互联网或传真的方式提供咨询。要咨询的人提供给我需要咨询的相关信息，比如，对问题的描述，或者写出自己担心的事。我接手并冥想，以获得神性方面的信息。然后将这些信息用电子邮件回复给咨询者。

今天我外出吃午饭时，一个来自夏威夷的律师用传真发来要咨询的信息。之后我就接手，并回复他我从冥想中收到的来自神性的信息。

有关我工作内容方面的信息，你可以从这个网站获知：

www.hooponopono.org。

如果有什么能帮到你的，请随时联系我。

愿超越一切的平静与你同在。

大我的平静

伊贺列卡拉·修·蓝博士

一封离奇古怪的邮件。他谈到神性？有律师请教他？我对他以及他的疗法了解不多，还不能有什么判断。我还想知道更多。

我立刻决定用电子邮件找他做一次咨询，这要花150美元，对我来说，这不算什么。我终于可以从这个久闻其名的心理学家那里得到回复了，好激动啊！

我想了想该问他些什么。想来我生活各方面都还不错：著作畅销、事业成功、有车有房、婚姻美满、身体健康，过着人人羡慕的幸福生活。我瘦了36公斤，对此我很是满意，但我还想瘦4公斤。既然这样，我就决定拿这个来咨询一下修·蓝博士，我给他写了邮件。他在24个小时内回了邮件，内容如下：

乔：

谢谢你的回复。

当我冥想、内视的时候，我听到的回答是："他很好。"

跟你的身体对话，跟它说："我爱你现在的样子。谢谢你一直与我同在。如果我曾经对你有任何的怠慢，请你原谅我。"每天花些时间停下来，以爱和感激之情去拜访身体。"谢谢你带着我行走，谢谢你保持呼吸，谢谢你让我心跳不止。"

将它当作你的生命伴侣而非奴仆来对待，以跟小孩交谈的方式去跟你的身体交谈。它需要大量的水分，当你觉得它或许饿了的时候，可能它感觉渴了。

喝蓝色的太阳水能转变在潜意识（内在小孩）里重复播放的错误记忆，并能帮助身体"放松畅通"。找个蓝色的瓶子，装满自来水，塞好瓶口或者盖上玻璃纸，把它放在太阳或者白炽灯下一个小时以上，饮用，或者在沐浴或冲凉后用它来清洗身体。用这种蓝色太阳水做饭、洗衣服，以及用到任何你要用到水的地方。你可以用它来煮咖啡，或制作热巧克力。

你的邮件写得简洁优美，是一份无法比拟的礼物。

或许我们能再深入探讨，就像两位在旅途中偶遇的驴友，一起扫除回家的障碍。

愿超越一切的平静与你同在。

大我的平静

伊贺列卡拉

我很享受他来信传递的宁静，同时我还想知道更多。这就是他做咨询的方式？他就是这样治好精神病医院的病人的？要是这样，肯定还有什么东西漏掉了。我很怀疑，大多数人都不能接受这是减肥的终极药方，跟我说"你很好"不起作用。

我又回信给他，问他更多。他回信如下：

乔：

平静从我开始。

我的问题是在我潜意识里重播的记忆。我的问题跟任何其他人、地方或状况都无关。莎士比亚在某一首十四行诗里传神地将其描述为"过往遗憾的悲歌"。

当我体验重现问题的记忆时，我就有了选择的机会。我可以深陷其中，也可以请求神性带来改变，释放这些错误记忆，从而让我的心智回到原初的空、虚、无牵无挂的无念状态。当我无念的时候，我就是我的神性大我，就是创造者依照自己的形象创造的受造物。

当我的潜意识处于零状态时，它是无始无终、无边无际、无穷无尽、生生不息的。一旦记忆被起用，它就深陷在时间、空间、问题、无常、混沌、思绪、模仿和操纵中。没有合一，就没有灵感。没有灵感，就没有目的。

当我和别人一起工作时，我经常请求神性转变我潜意识里重播的有关感知、思想和反应的记忆。在零状态，神性以灵感充满我的意识和潜意识，让我的灵魂以神性的方式去了解别人。

当我与神性工作时，记忆在我的潜意识里被转变，也在所有心智的潜意识里被转变，不只是人类，还有矿物、动物、植物，以及所有可见不可见的存在。领悟到平静和自由都从我开始，是一件多么令人愉快的事啊！

大我的平静

伊贺列卡拉

哦，我还是没搞懂。我决定问他，我能否跟他一起工作，以便写一本关于他做什么的书。这似乎是个让他开口说出自己疗法，了解他在精神病医院多年工作事迹的合理方式。我说这能帮助别人，还说我会做绝大多数的工作。我给他发了封邮件并静候回音。他回复如下：

乔：

平静从我开始。

人类累积了认为他人需要帮助或支援的上瘾性记忆。"荷欧波诺波诺"大我意识疗法（SITH）就是用来释放我们潜意识里认为问题起始于"外在"而非内在的记忆。

我们每个人都身不由己地成为"过往遗憾的悲歌"。出错的记忆跟人、地理及情形无关，它们是获得解脱的机会。

SITH的整个目的就是要恢复一个人的大我身份——一个

人与神性智能的自然韵律。在重建这种太初韵律时，零状态开启了，灵魂被灵感所充满。

曾经，就有人想以利益众生之心去跟他人分享 SITH 的信息，但是要摆脱"我能帮助别人"的模式谈何容易。跟人们"解说"SITH，从根本上说，对出错的记忆毫无办法，但是实践 SITH 本身却可以清理它们。

要是我们都发愿清理我们的"过往遗憾的悲歌"，我们就能事事顺心，每个人、每件事都将很好。因此，我们不鼓励人们去分享 SITH；相反，我们鼓励他们丢掉他们关于别人的重担，先让自己轻松自由起来，然后再让其他人轻松自由。

平静从我开始。

> 大我的平静
>
> 伊贺列卡拉

呃，我还是不懂。

我又写了封邮件，问我能否跟他在电话上谈，我说我想采访他。他再次同意，我们约在下周五通话。几天后，我就给好友马克·赖恩传达了这个消息，说我终于可以和那个神秘的夏威夷治疗师通话了，他也兴奋得不得了。

我们都对自己将要学到的东西好奇不已。

尽管我们还不知道我们将学到什么。

第三章

我们的第一次对话

我终于在 2005 年 10 月 21 日，第一次跟修·蓝博士通了电话。

他的全名是伊贺列卡拉·修·蓝博士，但他让我称呼他"伊"，就跟字母表上的"E"同音，我恭敬不如从命。我跟"伊"的第一次电话会谈花了一个小时。我请他告诉我，他做治疗师的完整故事。

他说他在夏威夷州立医院里干了三年，那里关押的都是患有极危险的精神疾病的重罪犯。心理咨询师基本上每月一换。工作人员要不是三天两头儿请假，就是干脆辞职不干了。谁要是经过病房都要背贴着墙走路，生怕被病人袭击。那儿可不是个人该去的地方，更别说住在那儿，在那儿做事。

修·蓝博士或者"伊"告诉我说，他从没正式地见过病人，他从没会见过他们。他的确看过他们的档案。当他看那些档案时，他就在自己身上下功夫。当他在自己身上下功夫时，病人们就开始康复了。

我听到的以下内容，更让我心驰神往：

"几个月后，那些加了手铐脚镣的病人也可以自由活动了，"他告诉我说，"有些用药剂量很大的病人减少了用量。还有些被认定是要判无期徒刑的人，最后竟然被释放了。"

我听后肃然起敬。

"还不止如此，"他继续说道，"工作人员也开始喜欢回来工作了。旷工和迟到、早退的事也销声匿迹了。到最后工作人员的数目远远超出需求，因为病人们都获释了，而所有的工作人员都回来工作了。现在，那家医院已经停业了。"

此刻我不禁要问一个非常重要的问题：

"到底你在自己身上做了些什么，导致了周围那些人的转变?"

"我只是清理了我跟他们共享的那部分东西。"他回答道。

啊？我不明白。

修·蓝博士解释道："对自己的生命完全负责意味着，在你生命中的每件事——只因为它们发生在你生命里——都该你负责。从某种程度上说，这整个世界都是你创造的。"

哇，让人难以接受。为我自己所说、所做的负责还行，但是为在我生命里的每个人所说、所做的负责真是太不可理喻啦!

然而真相是：如果你对自己的生命完全负责，那么你就是对你看到、听到、尝到、触摸到，或是以其他方式经历过的统统负责，只因为它们发生在你生命里。

这意味着，恐怖分子、美国总统、经济体制——任何你体验到的却不喜欢的人、事、物——都该你去治好。从某种意义上说，要不是你内在的投射是这样，它们是不会存在的。

问题跟那些无关，跟你有关。

要改变它们，你得改变自己。

我知道这很难理解，更别说去接受和活出来了。谴责比完全负责来得容易得多。但当我跟修·蓝博士聊天时，我开始意识到：在"荷欧波诺波诺"里，治疗对他来说就是爱自己。如果你想改善你的生命，你先要治好你的生命。如果你想治好每个人——哪怕是个精神病罪犯——你只要治好自己就可以了。

我问修·蓝博士，他是如何治好自己的。确切地说，当他在看那些病人的档案时，他到底做了什么？

"我只是不断地重复说'对不起'和'我爱你'。"他解释道。

"就这样？"

"就这样！"

也就是说爱自己是改善自己最好的方法。而当你改善了自己，你就改善了自己的世界。

当修·蓝博士或"伊"在医院工作时，不论发生什么，他都转向神性，并请求释放出现问题的事物。他始终相信神性，而事实也往往奏效。修·蓝博士会问自己："我的内在发生了什么从而造成了这个问题，我如何纠正这个内在的问题?"

很显然，这种由内而外的治疗方法就是称为"荷欧波诺波诺"大我意识疗法。看来是有个旧版本的"荷欧波诺波诺"在夏威夷传教士里影响深远。旧版本里需要一个引导者来帮助人们，把他们带出困境。当人们挣开了问题的束缚后，问题就自动消失了。但"荷欧波诺波诺"大我意识疗法里并不需要引导者，你只要在自己身上就可以完成。我很好奇，同时我也知道，我迟早会搞明白这是怎么一回事。

修·蓝博士自己尚未整理或出版有关这个方法的资料。我主动提出要帮他写本书，但是他看起来毫不在意。我看到有视频出售，就订购了。他还说让我去读一下陶·诺瑞钱德写的《使用者的幻觉》一书。作为一个书虫，我立刻上网在亚马逊网站订购了一本。书到之后，我就废寝忘食地看了起来。

书中提出：我们清醒的意识并不了解当下发生了什么。诺瑞钱德写道："事实是，每一秒钟，有数以百万计比特的信息流经我们的感官，但是我们的意识每秒钟最多只能接收到40比特的信息量。其他数百万计比特的信息被压缩为意识的经验，而那从根本上说什么东西都没有。"

就算是我懂了修·蓝博士说的，既然我们并没有真正意识到每个当下到底发生了什么，我们所能做的就是交托出去并信靠。那就是对你生命中的每件事负百分之百的责任——每件事。他说他的工作就是清理和归零自己，就是这样。当他清理和归零自己后，整个世界就得以清理和归零。因为他就是这个世界，所有外在于他的都是投射和幻想而已。

看起来有些像荣格学说，你所见的外在世界是自己生命的阴影。但修·蓝博士说的似乎还不是这个，他似乎在说，万事万物都是你的镜子，他又似乎在说，你要透过自己的内在，与神性连接，来修正自己体验过的每件事。对他来说，修正好外在世界的唯一途径就是向神性说"我爱你"，那神性可以被称为上帝、生命、宇宙，或是任何其他具有更高力量的名号。

哇，这次会谈太棒了。虽然修·蓝博士与我素不相识，但他还是给了我充分的时间来聊。同时，也搞得我困惑重重。他已近古稀之年，对某些人来说他是个大师，对另外一些人来说则是个疯子。

我战战兢兢地跟修·蓝博士完成了第一次谈话，我还想多谈几次。我显然没有搞懂他告诉我的东西。抗拒或驳斥他的说法似乎很容易。但他使用这个新方法治好精神病罪犯的故事，实在让我挂怀。

我知道修·蓝博士即将举办一个研讨会，我就询问相关信息。

"我能从中得到什么？"

"你将得到你该得到的。"他说。

哦，听起来像是 20 世纪 80 年代欧哈德研讨会的理念：你将学到你应学到的。

"研讨会有多少人参加?"我问。

"我将持续清理和归零,那些准备好要来的人都会来。"他说道,"也许 30 个,也许 50 个。我也不知道。"

通话结束前,我问"伊"他在邮件里的那个签名是什么意思。

"POI 的意思是'大我的平静',"他解释说,"那是不可思议的平静。"

我当时没搞明白他的意思,不过,如今看来却很有道理。

对于人来说，最重要的是我们主观的内在生命。然而，我们却对它如何产生、如何作用在意识里，并做出行动这些事都知之甚少。

——本杰明·利贝特，《心智时间》

关于『意图』的惊人真相

第四章

　　第一次跟修·蓝博士通话后，我极其渴望学到更多东西。我向他打听一周后即将举办的研讨会的相关信息。他并没有试图劝我去，他说，他只是持续地清理和归零，所以只有"对"的人会参加。他并不需要济济一堂。他只想敞开心扉。他信任他的最爱——那比所有人都强大的神性——会做出正确的安排。

　　我问好友马克·赖恩想不想参加研讨会，我愿意出全部的费用，作为他告诉我这个奇迹和奇迹先生的回报。理所当然啦，马克也欣然接受。

　　出发前我做了个小小的调查。我猜想这个治疗师的方法，会不会跟一种流行的夏威夷治疗方法"胡那"有关？结果发现它们根本就不是一回事。"胡那"是一位曾是企业家的作家马克斯·弗里登·朗对他的夏威夷灵性体系的命名。他声称那是自己在夏威夷任教期间，跟一位夏威夷朋友学习的秘传体系。他在1945年建立了胡那基金会，之后出版了一系列的书籍，其中最畅销的是《奇迹背后的秘密科学》。虽然很不错，但马克斯·朗的体系跟那位治疗师的体系毫不相干。我渐渐意识到，马克斯·朗从没有听说过修·蓝博士实践的那种方法。

随着阅读和学习的深入，我的好奇心更强了。我迫不及待地想要飞去跟那个治疗师见面。

我飞到洛杉矶与马克会合，再到加州的卡拉巴萨市。马克带我在洛杉矶逛了一圈，我们玩得很开心。但是我们都非常想见到那个我们听说已久的人。早餐时我们挑起了一个深入的话题，我们想的全是那个研讨会。

到达活动大厅后，我们发现大约有 30 个人。我尽力踮起脚来，试图看清每个人的脸。我想看见治疗师，我想看到那个神秘人物，我想看到修·蓝博士。当我的视线转到门的时候，修·蓝博士向我致意。

"阿啰哈，乔。"他边说，边伸出手来。他的声音如春风化雨般柔和，又带着权威和魅力。他穿着卡其裤、运动鞋、开襟衬衫、西装式夹克。他还戴着一顶棒球帽子，后来我才知道那是他的独特标志。

"阿啰哈，马克。"他对我的好友说道。

之后我们小谈了一会儿，他问我们的航班从得克萨斯到洛杉矶，用了多长时间，等等之类的。我立刻喜欢上了这个人，他宁静的自信和祖父般慈祥的气质深深地打动了我。

修·蓝博士喜欢从时间说起，活动一开始，他就开始问我。

"乔，当你把电脑里的某些文件删除了，它们到哪里去了？"

"我不知道。"我回答说。每个人都笑了。我确信他们也不知道。

"当你把电脑里的某些东西清理了，它们到哪里去了?"他问在场的所有人。

"到回收站里去了。"有人喊道。

"没错，"修·蓝博士说，"它们还在你的电脑上，但是你看不到它们了，你们的记忆就像那样。记忆还在你们身体里面，但是已经无法察觉了。你们想做的却是完全地、永久性地清除那些记忆。"

我觉得这非常不可思议，但是我又搞不懂那是什么意思，记忆最终到哪里去了。为什么我会希望永久性地删除记忆呢?

"你们有两种方式来生活，"修·蓝博士解释说，"由记忆或由灵感来主导。记忆是旧有模式的重演，灵感是来自神性的信息。你们都想要灵感。聆听神性、获得灵感的唯一途径就是归零所有的记忆。你唯一要做的就是归零。"

修·蓝博士花了大量时间跟我们解释为什么神性是我们的零状态——我们处于零极限的状态。没有记忆，没有认同，除了神性，空无一物。我们生活中偶尔会有一些出现零极限状态的时候，但是大多数时候我们都让废物，就是他称为记忆的东西一再重演。

"在精神病医院工作时，我看着病人的名单，"他告诉我们，"我会感受到我身体里隐隐作痛，这是共享的记忆造成的，这是导致病人行为出格的模式造成的。他们对此无能为力，他们为模式所困。当我感知到这个模式时，我就清理它。"

清理和归零成了反复谈论的主题。他告诉了我们很多清理和归零的方法，大多数我都不能在此公开，因为这些都是要求保密的。你只好去参加一个"荷欧波诺波诺"工作坊，去学习全部的方法。下面是修·蓝博士用得最多，而且还在使用，也是我现在在用的方法。

你要反复成诵四句箴言，不停念叨，以契入神性：

我爱你。

对不起。

请原谅。

谢谢你。

第一次周末活动过后，"我爱你"的箴言在我脑海里响个不停。如同有时你清晨醒来，脑海里升起一首乐曲那样，我一醒来就听到满脑子里都是"我爱你"的声音。不论我有没有意识，那个声音一直都在，那种感觉很美。我并不知道它是如何清理每样东西的，但是我只是持续地去做。不管怎样，"我爱你"这样的话会坏到哪里去呢？

活动期间，修·蓝博士问我："乔，你如何区别出记忆和灵感呢？"

我如实回答我没听懂。

"你如何知道，某些人是自己给自己制造了癌症，还是神性给他们制造的，为了帮助他们而临时增设的挑战呢?"

我静默了一会儿，试着去推理这个问题。你如何知道，一件事是经由你的大脑，还是经由神性大脑而来呢?

"我不知道。"我回答说。

"我也不知道，"修·蓝博士说，"那就是为什么你们要持续去清理、清理、清理的原因。你们要清理任何事、每件事，因为你们不知道哪个是记忆，哪个是灵感。你们要归零到零极限的所在，就是零状态。"

修·蓝博士阐述说，我们的心智对世界只有非常小的视野，它不但不完整，还不准确。直到读了盖伊·克拉克斯顿的《任性的心智》，我才认同这一说法。

《任性的心智》一书中提到，实验证明我们的大脑在我们有意识决定去做什么之前，就告诉我们该做什么了。在一个著名的实验中，一位名叫本杰明·利贝特的神经学科学家，把人跟脑电图成像仪连接在一起，这样就能看到人们大脑里发生的变化了。实验显示:在人有意识想做某事之前，一股活跃的大脑波动就已经产生了，亦即表明意图产生于无意识，之后才进入有意识的觉察。

克拉克斯顿写道:"利贝特发现'意图先于行动五分之一

秒，但是在意图之前三分之一秒总是出现活跃的大脑波动'。"

威廉·欧文在他的书《欲望：为什么我们想要那些我们想要的》里写道："类似于此的实验表明，我们的决定并非产生于意识或理性。恰恰相反，它们生成于我们无意识的心智，当它们上升到意识层面时，我们就据为己有，认为是自己产生的。"

从事这些有争议的、有启迪性实验的本杰明·利贝特本人，在他自己的书《心智时间》里写道："无意识里产生行动意图的过程，是无法被意识掌控的。只有之后采取行动的过程才能被意识掌控。"

换句话说，拿起本书的行为看似来自你意识的决定，但事实是，你的大脑先发送了一个信号拿起本书，之后你的意识大脑服从了这个意图，好比是："这本书看起来不错，我想我会读一读。"你可以选择不看这本书，你会以其他方式来自我合理化，但是你无法控制那让你采取行动的信号的来源。

我知道这些理念让人难以置信。根据克拉克斯顿的说法，"没有一个意图是出自意识的，没有一个计划来自那里。意图是预告，意识里闪现的图像，预示着那些将要发生的事"。

很显然，一个清晰的意图不过是一个清晰的预告而已。

让我迷惑不解的是：思想从何而来？

这个想法让我头脑发热。因为我在《相信就可以做到》一书中写到了意图的威力，我还在电影《秘密》里谈论过它，而现在才知道意图并非我自己的选择，这让我大吃一惊。那似乎是，我认为是我设定了一个意图去做我刚刚在做的事情，而那只不过是已然存在于我大脑里的一个脉冲而已。

问题是，是什么或者谁让我产生意图的？事实上，我之后问过修·蓝博士。"谁在做主？"他放声大笑，并说他很喜欢这个问题。

喔，那答案是什么？

我承认我对意图还是不明就里。我就是靠在内心保持明确的意图要减肥，而减掉了36公斤体重的。那么，是我声明了一个意图，还是我只是在回应我大脑的一个信号而减肥的呢？它是一个灵感还是记忆的产物呢？我写信问修·蓝博士，他回答如下：

零状态下无物存在，无问题存在，更无意图存在。

对体重的担心是记忆重演的结果，这些记忆替代了你的零状态。要回到零状态，需要请求神性清理担心体重背后的记忆。

只有两种法则在主导经验：来自神性的灵感和存储在潜意识里的记忆，前者是全新的，后者是老旧的。

相传耶稣曾说："你要先求神的国（零状态），其他的一切都会加给你的（灵感）。"

零的状态是你和神性的居所……"所有的恩典：财富、健康和安宁都从那里涌出。"

大我的平静

修·蓝博士

在我看来，修·蓝博士只是看着过往的意图，并回到源头，即零状态，那里是没有极限的。在那里，你会体验到记忆或灵感。担心体重是一种记忆，唯一可做的就是爱它，原谅它，甚至感谢它。通过归零它，神性才有机会送出一个灵感来。

真相是，渴望暴食是我的一个模式，这让我大半生都处于肥胖状态。这源于我的无意识。除非我清理它，否则它会继续跑出来作怪。既然它已经浮出水面，我只好持续觉察我的决定：暴食，或否。一辈子玩这种抗争游戏，一点也不好玩。是的，你可以战胜自我放纵的倾向，对它说不。但是，那需要耗费大量的精力和持续不断的努力。迟早，对放纵说不也会成为新的习惯。但是，要做到那个份儿上谈何容易！

相反，通过归零记忆，它将在某一天自动消失。想暴食的思想将烟消云散，只有平静存在。

简而言之，跟灵感比起来，意图只是九牛一毛。只要我持续用意图去做某事，我就是在抗拒存在。一旦我臣服而转向灵感，生命就发生转变。

我不确定世界是否就是如此运作的，我对意图的威力依然不清不楚。我决定继续探寻下去。

我曾跟朗达·拜恩共进晚餐，她是热门电影《秘密》的发起人和发行人。我问了她一件我一直想知道的事："是你创造了还是接收到了，关于这部电影的点子呢？"

我知道她是接收到了灵感，创作出这部电影的宣传片，引爆了病毒式营销的流行。她曾告诉我，这部电影预告片的点子是在几秒钟内突然闪现的，她只用了10分钟就完成了预告片。显然，她接收到了灵感，才创造出历史上最震撼人心的电影预告片。

但是我想知道的是，整部电影的点子是来自灵感，还是出于别的原因引发的。这是我关注意图作用的症结所在：究竟是先声明了意图，创造了改变，还是我们先收到了点子，然后称之为"意图"呢？那就是我问她的问题。

朗达沉默良久，她移开视线仔细思考我的问题，在内在寻找答案。最后，她开口说话了。

"我也不清楚，"她说，"这个点子是突然冒出来的，这是肯定的。但是我做了后面的工作，我创造了它。所以，可以说是我让它发生了。"

朗达的回答很有启发性。点子冲她而来，意味着那是个灵感。既然这部电影如此震撼、如此叫座、如此热卖，我只能认为它是神性的演绎。是的，有后续的工作需要去做，是她完成的，但是这个点子本身却是一个灵感。

有趣的是，在这部电影出炉几个月、获得了前所未有的关注后，朗达给电影里的每一位出演者发了一封邮件，说这部电影现在有了它自己的生命。她并非在声明意图，而是回应灵感并把握随之而来的机会，后来她出版了一本书。赖利·金特地为这部电影的理念制作了一期特别节目。之后有声书也随之出版，续集也在制作中。

如果你从零极限的零状态出发，你根本不需要意图，你只需接收并付诸行动即可。

奇迹随之发生。

我们可以对灵感说不。

朗达本可以对制作这部电影的点子说不，那看似是自由意志。当一个想要做什么的点子出现在你的意识里时，不论是来自灵感还是记忆，如果你能觉知那个脉冲的话，你可以选择做或者不做。

根据杰弗里·施瓦兹的名著《重塑大脑》一书，你清明的意志，即你的选择能力，可以终止出现在你无意识里的脉冲。换句话说，你收到了拿起本书的脉冲，但是如果你愿意，你可以选择不去理会这个脉冲，那就是自由意志，或者，按施瓦兹的说法是"自由不意"。

施瓦兹写道:"几年后,他(利贝特)接受了这个想法,认为自由意志是大脑中思想的看门人,负责把守脑袋里不断涌现想法的闸门。当然,自由意志也无法回避大脑中的道德暗示。"

传奇的心理学家威廉·詹姆斯认为,自由意志产生在你想做什么跟你实际去做什么之间。也就是,你可以说好,也可以说不好,要非常留心才能注意到选择。修·蓝博士教我的是,持续地清理所有的思想,不论是灵感还是记忆,那样,我就可以在适当的时候做出正确的选择来。

我现在才明白,自己减肥成功是因为我选择不去遵循记忆或习惯来催促我多吃少动。通过不理会这一上瘾性的脉冲,我在推动我的自由意志或自由不意的能力。换句话说,试图饮食过量是一种记忆,不是灵感。它来自模式,而非神性。我忽视这个模式或者超越它。我想在修·蓝博士看来,最好的途径是,爱那个模式,直到它消融,最后剩下的都是神性了。

我还是没有搞懂这所有的东西,但是我愿意继续聆听,并选择不去中断任何事,因为它们都是新的。我不知道接下来等着我的又会是什么。

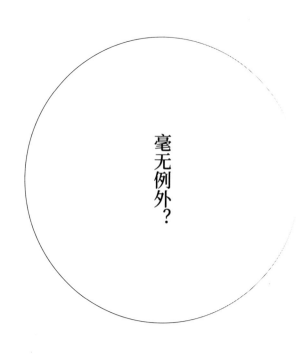

第五章

毫无例外？

　　周末的活动比我预期的要来得深入。修·蓝博士解释说："你寻求的每件事、你经历的每件事都在你的内在。如果你想改变任何事，你只要在自己内在而非外在做工作就可以了。这个理念就是全然的负责，无人可以怪罪，责任全在于你。"

　　"但是那些被强暴了的人呢？"有人问道，"或者一场车祸呢？我们并非要对所有的事负责，不是吗？"

　　"你是否注意到，不论何时有了问题，你都是在场的？"修·蓝博士问，"这个理念就是对每件事负百分之百的责任，毫无例外。你对你不喜欢的事也责无旁贷。你对所有的事都负有责任，记住，是所有的事。"

　　甚至在精神病医院工作的时候，看到杀人犯和强奸犯，修·蓝博士也对此负起责任。他明白，他们都是由记忆或模式而采取行动的。要帮助他们，他不得不清除那些记忆，唯一可做的就是归零。这就是他说的，他从没有在治疗室里见过任何一个病人的意思。他看着他们的档案，他所做的就是，安静地对神性说："我爱你，对不起，请原谅，谢谢你。"他用自己知道的方法来帮助那些病人回到零极限的状态。当修·蓝博士在自己的内在做这样的工作时,那些病人就被治好了。

修·蓝博士解释说:"简单地说,'荷欧波诺波诺'的意思是,'使之正确'或'改正错误'。'荷欧(Ho'o)'在夏威夷语里的意思是'引发','波诺波诺(ponopono)'的意思是'尽善尽美'。根据夏威夷祖先的说法,错误源自感染了过去痛苦记忆的思想。'荷欧波诺波诺'提供了一种释放能量的途径,可以释放痛苦思想和导致失衡和疾病的错误。"

简单地说,"荷欧波诺波诺"是一种解决问题的方法。它只需在你的内在完成。

最新的改良后的方法由莫娜创立,这位受人敬重的卡胡那在1982年11月把她的方法教给了修·蓝博士。修·蓝博士曾听说有位"奇迹行者"在医院、大学,甚至在联合国发表演说。他跟她见面,见证了她治好了他女儿的带状疱疹后,便抛开一切跟她学习这种疗法。当时,修·蓝博士在婚姻方面也遭遇挫折,最终他离开了家庭。这并不少见,过去就有很多修行者离家出走,跟随一位灵性导师学习的先例。修·蓝博士想学会莫娜的方法。

但是他并没有立刻接受她那古怪的教学。他报名参加了一个她主持的工作坊,却在开课三个小时后离开了。"她在跟灵魂对话，听起来一派胡言，"他说，"所以我离开了。"

一周后他回去再次付了学费，希望这次能尽量完整地听完整个工作坊，但他还是没能做到。她教导的每件事，用他那大学训练过的心智来看是如此疯狂，以致他又逃课了。

"我又去了第三次，这次我总算全程坐了下来，"他跟我说，"我还是认为她很疯狂，但是她说的某些东西说到我心里去了。我一直跟随她，直到她1992年仙逝。"

根据修·蓝博士和其他一些人的说法，莫娜以自我为导向的内在方法能创造奇迹。念诵她的祈祷文在某种程度上能清除记忆和模式。我想学会整个仪式，否则决不罢休。

莫娜在《我是赢家》一书中提示了她的方法："我早在两岁的时候就开始用旧的体系，后来我修正了这个方法，但仍保留了古老智慧的精髓。"

玛贝尔·卡茨在她的作品《最简单的方式》里说道："'荷欧波诺波诺'是一个宽恕、悔改和转变的过程。每一次实践，我们都负起百分之百的责任，并（为我们自己）请求宽恕。我们学到：出现在我们生活当中的每件事，都是我们'模式'的投射。"

我很好奇，到底莫娜最新的"荷欧波诺波诺"大我意识疗法，跟传统的"荷欧波诺波诺"有何不同。修·蓝博士做了如下的解释：

最新的"荷欧波诺波诺"大我意识疗法：

1. 在内在解决问题。

2. 只涉及你和大我。

3. 只有你自己在场。

4. 向大我忏悔。

5. 大我给予宽恕。

传统的"荷欧波诺波诺"：

1. 通过人与人的互动解决问题。

2. 由一位资深成员组织协调整个过程。

3. 与问题相关的人均需在场。

4. 参与者均需向其他人忏悔，资深成员从中协调可能引起的争议。

5. 每位参与者均需向其他参与者寻求宽恕。

在传统的"荷欧波诺波诺"里，资深成员监督解决问题的整个过程，负责去发现每个人看到的问题具体为何。这是传统体系里往往引发争议的地方，因为每个参与者看到的问题都是不一样的。我很喜欢这个新的改良版的方法，因为它只跟一个人的内在有关。你不需要其他人来插一脚，在我看来也合情合理。畅销书《黑暗，也是一种力量》的作者黛比·福特是一名荣格学派的老师，作为她的学生，我已经了解到，改变只能发生在内在，而不是在外在的环境或其他人身上。

"在最新的'荷欧波诺波诺'疗法中，"修·蓝博士继续说，"莫娜受启发把自我的三大部分包含了进去，这也是大我意识的关键所在，这三大部分是：存在于每一个分子里的实相，称之为尤尼希皮里（Unihipili，孩子／潜意识）、尤哈内（Uhane，母亲／意识）、欧玛库阿（Aumakua，父亲／超意识）。当这个'内在家庭'合一了，一个人就跟神性合拍了。当合拍发生时，生命就开始流畅。所以，'荷欧波诺波诺'是先帮助个人恢复平衡，然后再恢复宇宙万物平衡的方法。"

他继续解释这个惊人的方法：

"'荷欧波诺波诺'真的非常简单。在夏威夷祖先看来，所有的问题都始于思想，但是产生思想并不是产生问题。那什么是问题呢？问题来自我们充满痛苦记忆的思想，那些有关人、事、物的记忆。"

"单纯的智力工作并不能解决这些问题，因为智力只能理解。理解并不能解决问题。你想要没问题！当你在实践'荷欧波诺波诺'时，神性接管痛苦的思想，并中和或净化它。你并没有净化那个人、那个地方或那件事。你净化自己跟那个人、那个地方或那件事有关的能量。所以'荷欧波诺波诺'的第一步就是净化那个能量。"

"接着神奇的事会发生。能量不仅被净化，它还被释放，一个全新的状态会呈现，佛教徒称之为'空'。最后一步是，你允许神性流入并以光充满那个'空'。"

"实践'荷欧波诺波诺'时，你不必知道问题或症结在哪里。你所要做的，就是留意你在身体、心理或情绪上体验到的任何问题。一旦你留意到了，你就要负起责任，立刻开始归零，说：'对不起，请原谅。'"

我研究过莫娜，甚至找到了采访她的DVD，我最终找到了她用来治疗他人的祈祷文。她祈祷的内容如下：

神圣的创造者、父亲、母亲、孩子合而为一……从创世之初到现在，如果我、我的家人、朋友或祖先，不论是在思想、语言、行为还是行动上曾经触犯过你、你的家人、朋友或祖先，我们请求你们的宽恕……祈求这种清理、净化和释放，能中断所有负面的记忆、障碍、能量或波动，并把这些不需要的能量转化为纯净的光……这一切就完成了。

我不知道这是如何治好他人内在的，但是我能看到的是它是基于宽恕的。很显然，过去是莫娜，现在是修·蓝博士，他们都感受到，通过祈求宽恕，我们能清理出一条道路，从疗愈走向彰显。阻碍我们获得安乐的不是别的，是缺乏爱。宽恕为爱开了一扇后门。

　　我感觉这些都不可思议。然而，我不知道实践"荷欧波诺波诺"是如何治好你、我或心理疾病的。我继续洗耳恭听。修·蓝博士继续解释说，我们要对自己的生命负百分之百的责任，这件事毫无例外、没有借口、责无旁贷。

　　"你能想象，如果我们所有人都知道要百分之百负责任，那会怎么样？"他问道，"10 年前我跟自己打了个赌，要是我能在一天当中不对任何人做出评判，我就给自己买个超大的巧克力圣代，大得可以让我吃到肚子痛的那种，但我从没做到过。我发现我常常抓到自己的小辫子，但是我从没有履行过这个约定。"

　　嗯，我知道他也是人。对于他的肺腑之言我深有同感。自从我在自己身上下了一番功夫后，我仍然会对某些人或场景不知所措，会唯愿它们有所不同。出现在我生命中的大多数事，现在我都能宽容以对，但是我还远不能做到对每个情景都深爱不拒。

　　"我要如何让别人理解，我们对问题负有百分之百的责任？"他问，"如果你想解决一个问题，在自己身上做工作。要是问题发生在别人身上，举例来说，就问自己：'我的内在发生了什么让这个人困扰着我？'人们出现在你生命中就是要困扰你！要是你知道是这样，你就能从任何情景中跳脱出来。如何做到？非常简单：对所发生的一切说：'对不起，请原谅。'"

他继续解释说，如果你是按摩治疗师或脊椎指压治疗者，要是有人因背痛来找你，这个问题就成了："我内在发生了什么让这个人出现背痛？"

这种看待生活的新方式，真是让人大脑发晕。在某种程度上，它似乎解释了修·蓝博士是如何治好那些患有精神疾病的罪犯的。他不在他们身上做工作，他只在自己身上做工作。

他继续说，我们的内心原本都是完全纯净的，没有模式，没有记忆，没有灵感，那就是零状态，那里是零极限。但是只要我们活着，就会感染模式、记忆，这就跟有些人得了感冒一样。虽然感冒了，但并不表示我们是糟糕的，我们需要做点什么来清理它。模式都是一个样，我们会感染。当我们看到别人那里有模式，表示我们自己也有。唯一的出路就是清理。

修·蓝博士说："出离问题和疾病的方式就是，人们愿意对自己在每个当下创造的生活百分之百负责。在古老的夏威夷疗法'荷欧波诺波诺'里，个体祈请爱来矫正自己内在的错误。你说：'对不起，不论我内在发生了什么，从而彰显了这个问题，都请原谅。'爱本身就会负责转化其内在彰显了问题的错误。"

他还说："'荷欧波诺波诺'视每个问题为机会，而非磨难。问题不过是重演的旧有记忆，再次给我们机会，让我们用爱的眼光去看，用灵感去行动而已。"

真的，我不能公布这个工作坊的细节。我是认真的，我签过一份保密承诺书，那主要是为了保护参与者的隐私。但是我能告诉你的是：要对你的生命全然负责。

我想你以前听说过这个，我也是，但是你从来没有像在这个工作坊里教导的那样去承担责任。全然负责意味着接纳所有，甚至那些步入你生活中的人们，以及他们的问题，因为他们的问题就是你的问题。他们出现在你的生命里，要是你对自己的生命全然负责，那么你也要对他们经历的一切全然负责。（再读一遍，也许你不敢吧。）

这真是个让人大开眼界、脑袋抽风的观念。活出这个理念能转化你的生活，让它从此不同。但仅仅是领会这个百分之百负责的思想，大多数人都还做不到，更别说接受它了。

不过，一旦你接受了这个理念，接下来的问题便是如何转变自己，好让整个世界也随之一变。

唯一可行的方法就是"我爱你"，那是带来疗愈的密码。但这要用在自己身上，而非别人身上。别人的问题就是你的问题，记住，在别人身上做工作帮不了你。他们不需要治疗，你需要，你需要治好你自己。你是一切的根源。

这就是现代化的"荷欧波诺波诺"疗法的精髓所在。

你该停下来，好好回味一下。

当你这么做时，我只会重复："我爱你。"

周末工作坊里传达的另外一个要点是，你不是由记忆就是由灵感引发行动的。记忆就是思考，灵感就是臣服。我们大多数人都是靠记忆活着。我们对此毫无意识，因为我们基本上都是无意识的。

从这个角度来看这个世界，神性从上至下传达了一个信息，到了你的脑中。但是如果记忆在播放，它们一直都那样，你就听不到灵感，更别说据之行动了。结果，神性无法立足。你被自己脑中的噪声搞得疲于奔命，听不见神性的福音。

修·蓝博士画了一张图来阐明他的观点（见图一）。其中有个三角形，他说那就是你，一个个体。在其核心，除了神性空无一物，那就是处于零极限的零状态。

你可以从神性那里收到灵感。灵感来自神性，但是记忆却是人类集体无意识里的模式。模式好比是一个信念，一个我们在他人身上看到，并跟其他人共享着的模式。我们的挑战，是要去清理所有模式，以回到零状态，即灵感起始的地方。

修·蓝博士用了许多时间解释，记忆是共享的。当你在别人身上发现了什么你不喜欢的东西时，就是在自己内在也有那

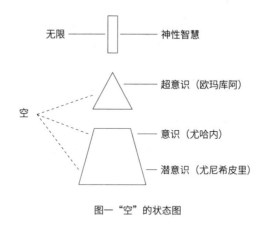

图一 "空" 的状态图

个东西，你的任务就是清理它。当你清理干净时，它也会离开别人。事实上，它会离开这个世界。

"世界上最顽固的模式之一是女人对男人的仇恨，"修·蓝博士说，"我持续清理，那就像是给一大片草地锄草一样。每棵草都是模式的一种。某些女人对男人有根深蒂固的仇恨。我们要去爱它，以便释放它。"

我并没有完全搞懂这些。它看起来像是一个普通的世界模型或一张地图。每一个心理学家、哲学家、宗教家都有这样的一个模型或一张地图。我对此颇有兴趣，是因为它似乎能够帮助疗愈这整个星球。毕竟，如果修·蓝博士能治好整个医院的精神病罪犯，还有什么是不可能的呢？

但是修·蓝博士指出，"荷欧波诺波诺"并不简单，它注重诚意。"这并非一个麦当劳式的生命快餐,"他说,"这不是个能立刻兑现你订单的快餐窗口,上帝并不是点单员,你需要持续地聚焦在清理、清理、清理上。"

他提到很多人运用这个清理方法,做到了其他人认为不可能的事。其中一个故事是讲一个美国航空航天局的工程师,因为他们的火箭出了问题而跑来找他。

"既然她跑来找我,我就认为我对问题负有责任,"修·蓝博士解释道,"所以我清理。我说:'对不起,火箭。'之后,当这个工程师再来时,她解释说,不知何故火箭在飞行过程中修正了自己。"

实践"荷欧波诺波诺"能影响到火箭?修·蓝博士和那个工程师就是那么看的。我跟那个工程师提到这个,她说,火箭本身是不可能自己修正的,肯定是别的什么发生了,那是大自然的一个奇迹。在她看来,那个奇迹是修·蓝博士帮助清理的结果。

我不太相信这个故事,但是不得不承认我没有其他更好的解释。

活动期间有人走过来跟我说:"有个著名的市场营销大师跟你同名。"

不知道他是不是在开玩笑,所以我反问道:"真的吗?"

"是的,他写了很多书,主要关于灵性营销和催眠式写作方面。他很酷的哦！"

"那人就是我。"我说。

这位男士看起来非常窘迫。马克·赖恩目击了这个对话的全过程，他认为那很幽默。

会议上的其他人不知道我是网络名人并不要紧，实际上我在这间屋子里已经出名了。修·蓝博士在活动期间多次叫到我，以至于别人都认为他对我另眼相待。有个人问："你跟修·蓝博士什么关系？"我说没关系，又问他为什么会这么想，他说："我也不知道，只是看起来他很关注你。"

我从没有因为另眼相待而感觉被孤立。我喜欢这种关注，并认为它对我很有帮助。修·蓝博士知道我写过不少书，并在网络上小有名气。我确信，某种程度上他知道，我学会这个疗法，会帮到很多人。

当时我并不知道，他是受了神性的启发，在训练我成为自己的精神导师，而非别人的。

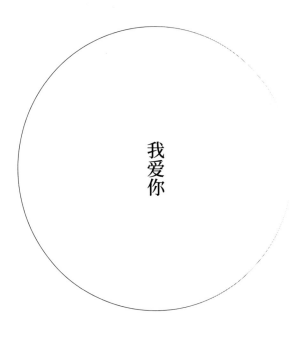

第六章

我爱你

我全神贯注地聆听修·蓝博士的教导，但是有太多我想要，也需要学的东西。通常我像海绵一样，尽量敞开自己去吸纳别人的思想。第一次参加这个活动时，我觉得人生唯一的要务就是对呈现在我眼前的一切说"我爱你"，不论那些我认为是好还是坏。我越能消融自己看到或感觉到的限制性模式，我就越能达到零极限状态，也就能透过我把平静带给这个星球。

马克无法理解研讨会上的教导，他一直想把它放在逻辑的框架下。我很清楚地意识到，心智无法理解到底发生了什么，所以试图想找到一个合理的逻辑解释只会自讨没趣。

修·蓝博士一再强调，每个当下有 1500 万比特的信息产生，但是意识只能处理其中的 15 比特。我们没可能理解发生在我们生命当中的所有事。我们必须臣服，我们必须相信。

我承认很多话听起来非常疯狂。活动期间，有位男士说，他看见墙上打开了一扇门，一个死人从那里飘过。

"你知道为什么你能看到它吗？"修·蓝博士问。

"因为之前我们谈到了灵魂。"有人回答说。

"没错，"修·蓝博士表示肯定，"你们因谈论他们而把他们吸引来。你们并不想去看其他的世界。你们在当下在这个世界里有做不完的事。"

我倒没看到什么幽灵，也不知道那些看见了的人是如何做到的。我喜欢《第六感》这部电影，但仅仅是作为电影。我可不希望幽灵闪现并跟我对话。

对修·蓝博士来说，这显然是司空见惯的事。他说在精神病医院工作期间，在半夜会经常听到厕所里传来冲马桶的声音。

"那里布满了幽灵，"他说，"早些年，很多病人死在看护房里，但是他们并没有意识到自己死了，所以他们继续留在那里。"

"他们还在用抽水马桶？"

"显然是这样。"

如果这还不够古怪，修·蓝博士继续解释说，"要是你能跟某些人谈话，注意他们的眼睛，如果看到眼睛全白，周围有一圈混浊的薄膜，说明这些人已经被附身了。"

"不要跟那些人说话，"他建议道，"相反，只要清理你自己，但愿你的清理能移除附在他们身上的黑暗。"

我自认为是个思想开放的人，但是这些关于幽灵和附身，以及鬼怪半夜如厕的说法实在让我很难吃得消。尽管如此，我还是咬牙坚持了下来，我想知道这个疗法的终极秘密，那样我就可以帮助自己和其他人获得财富、健康和幸福。只是没想到我还得穿越无形的世界，进入阴阳界，才能到达那里。

活动期间，我们都躺在地板上，做一些练习来启动我们体内的能量。修·蓝博士叫到我。

"当我看着这个人时，我看到斯里兰卡在闹饥荒。"他说。

我看着那个人，不过是个在地毯上伸展身体的女士而已。

"我们要做很多的清理。"修·蓝博士说。

尽管很迷惑，我还是尽我所能地去练习我所理解的。最简单的事就是持续、重复地说"我爱你"，我也这么做了。某天夜里走进洗澡间时，我发现自己有尿道感染的迹象，于是我就对神性说"我爱你"。我很快忘了这件事，第二天早上感染就消失了。

我持续在心里头说"我爱你"，不论发生什么，好的、坏的或是莫名其妙的。不论我是否意识到自己在做，总是尽我所能在每一个当下做清理。给你举例说说那是如何奏效的：

有一天，有人发给我一封让我非常不爽的邮件。要是过去，我就会去按让自己上火的情绪按钮，或是试图找那个人评理，为何给我发这么一封恶心的邮件。这一次我决定用修·蓝博士教的方法。

我安静地重复"对不起"和"我爱你"。我并没有针对某个人说,我只是唤起爱的灵性来疗愈我内在那创造或吸引了外在境遇的部分。

一个小时内,我收到了同一个人的另外一封邮件。他为他发的前一封邮件道歉。

注意,我没有采取任何外在的行动来获得这个道歉,甚至也没给他回邮件,我只是重复说"我爱你"。莫名其妙地,我治好了我内在潜藏的、你我都共有的局限模式。

实践这个方法并不总是能带来即刻的效果。它也并非是为了达到什么效果,而是为了达到平静。如果你那么去实践的话,你总是会在第一时间获得你想要的结果。

举个例子,一天我的一名员工突然失踪了。他本该在规定日期前完成一项重大工程的。但是他不仅没完成,而且还人间蒸发了。

我很不好受。尽管我知道修·蓝博士的方法,但是我发现很难开口说"我爱你",只想说"我要杀了你"。我一想到那位员工,就暴跳如雷。

不过,我还是重复"我爱你""请原谅"和"对不起"。我并非针对什么人那么说,我只是要那么说而那么说。当然,我没有感觉到爱。事实上,我花了三天时间实践这个方法,才在我里面找到那么一点点近似平静的感觉。

而此时，我的那个员工也浮出了水面。

原来他进了牢房。他打电话来求救，我承诺帮他，在跟他通话时，我继续实践着"我爱你"。我没有看到任何即刻的效果，但我的内在找到了足够的平静，这足以让我高兴起来。而此时，莫名其妙地，我的员工也感应到了。那时他向一个狱警请求使用电话，于是他就打电话给我。跟他取得联系，意味着我得以完成那个紧急的工程。

第一次参加修·蓝博士主持的"荷欧波诺波诺"工作坊时，他称赞我写的书《相信就可以做到》。他告诉我说，当我清理自己时，我的书的波动会提升，每个读到那些书的人都会感应到。简单地说，当我提升了，我的读者们也跟着提升了。

"那些被卖出去的书呢？"我问。我的书曾经是最畅销的书，而且还出了好几个版本，最后还出了平装本。我不知道那些已经买了我的书的人会如何。

"那些卖出去的书并不在外面，"他解释说，他的睿智再次让我折服，"它们仍然在你里面。"

总之，没有"外在"。

以它当前的深度，这个超前的方法值得用一本书来详述，这也是为什么我写这本书的原因。毫不夸张地说，不论你想改善你生命中的什么事，从财务到人际，只有一个地方需要照料：你的内在。

并非每个出席活动的人都能理解修·蓝博士谈论的东西。最后一天活动即将结束时，那些人开始用各种问题炮轰修·蓝博士，所有的都是来自心智的逻辑，比如：

"我的清理是如何影响他人的?"

"自由意志在哪里体现出来?"

"为什么有那么多恐怖分子袭击我们?"

修·蓝博士保持沉默。他看起来像是在盯着我，我坐在屋子的后面。他看起来很受打击。考虑到他传达的整个信息就是没有"外在"，只有你的内在，他似乎觉得，那些人的无知恰恰反映了他的无知。他看起来像是在唉声叹气。我能想象，他那时正在对自己的内在说："对不起，我爱你。"

我注意到参加活动的很多人都有一个夏威夷名，虽然看起来并不是夏威夷人。马克和我询问他们是怎么回事。他们说，如果你觉得有必要，可以请修·蓝博士给你起一个。通过这种新的自我认同方式，以达到零状态并与神性合一。

我早已了解起新名字的重要性。早在1979年我就有另外一个名字，叫史瓦米·阿南达·文殊师利，是我当时的导师给起的。那时我还在与过去苦苦挣扎着，与贫困为战，寻找人生的意义，这个名字帮助我焕然一新。这个名字我用了七年之久。很自然，我会想到修·蓝博士或许愿意给我起个新名字吧。

当我这样问他时，他说他要问问神性。当他感觉获得天启时，他会告诉我他接收到了什么。在第一次研讨会之后约一个月，他发邮件给我说：

乔：

那天我看见一片云出现在我的脑海里。它开始变幻着，缓慢地旋转成柔和的黄色。之后它展开来，像小孩子一样，之后一直走着，直到看不见。而在那看不见的地方，"神奇地"出现了一个名字：阿欧·库（Ao akua）。

我摘录下面的句子作为今天邮件的一部分：

"主啊，愿你赐予我生命，赐予我一颗充满感恩的心吧！"

我祝愿你拥有不可思议的平静。

> 大我的平静
>
> 伊贺列卡拉

我很喜欢阿欧·库这个名字，但是我不知道怎么念，所以我又发了封邮件去问他。

他回信如下：

乔：

A 的发音跟英文"father"里的 a 一样，发"阿"的音。

O 的发音跟英文"Oh"一样，发"欧"的音。

K 的发音跟英文"Kitchen"里的 K 发音一样。

U 的梵音跟它在英文"blue"里的 u 的发音一样。KU 合起来发"库"的音。

大我的平静

伊贺列卡拉

我终于知道怎么读了，我很喜欢这个新名字。我从没在公共场合用过它，只在给修·蓝博士写信的时候会用到。之后，在我新开的博客上，我就用"阿欧·库"来署名。很少有人对此有疑问。我爱死它了，因为那让我觉得，我在以云端遇见上帝的方式，请求神性清理我的博客。

周末的训练在我脑子里临时建立了"我爱你"的理念，我想学更多。我写信问修·蓝博士，他能否到得克萨斯州来给一小圈朋友讲讲"荷欧波诺波诺"呢？这是我想跟他多学点的小算盘。他可以飞到得克萨斯州来跟我在一起，然后讲一小会儿。只要他能跟我在一起，我就能挖出他知道的一切，包括他是如何治好整个医院患有精神疾病的罪犯的事。修·蓝博士同意了，并回复如下：

乔：

谢谢你给我打电话。你不必那么做，但是你做了。我很感激。

我打算在 2 月份来访奥斯汀市，到时候你可以为我安排一个非正式的会谈。会谈的主题可以定位为调查问题的解决方案之类的，就像你在《内在的探险：内在世界新闻记者的告白》中提到的那样。在此次安排中，你不只是采访者，我也不只是被采访者。

在传达信息时，清晰的表达是非常重要的，各种艺术形式可以用来传达信息。举例来说，很多人都只在意问题本身，却不关心问题的起因。一个人如何解决连他自己都不清楚的问题呢？该在哪里去找到这个问题，以便处理掉它？在脑子里？那是哪里？或是在身体里（大多数人都这么看）？或是都有可能？或许它两处都不在。

还有个问题是，由谁或什么来处理这个问题呢？

你在书中提到，有人试图用投票或论坛的形式来解决问题，这种牵扯到价值观的方式也不行。评判或信念是真正的问题吗？让我们看看真正的问题在哪里吧！

这个非正式会谈并不谈论关于好与坏、对或错的方法或观念。它将拨开当前混沌的迷雾。你我哪怕只澄清了一丁点儿，也算是非常不错的了。

当然，每个当下都有其自身的韵律和趋势。到最后，像布鲁图在莎士比亚戏剧《凯撒大帝》中说的那样："我们要等到日子的终了，才知道最终的结果是什么。"我们也是这样。

告诉我你对安排的提议有什么想法。跟布鲁图对结果不确定那样，我对这个安排也保持不确定。

平静

伊贺列卡拉

我很快给修·蓝博士和我张罗了一个私人会餐。我想大约会有五六个人出席吧。结果，有上百人想参加，其中有 75 个人付费预约了席位。

让我惊讶的是，修·蓝博士向我要了一份出席此次活动的来宾名单，他想清埋他们。我并不知道那是什么意思，但是我还是把名单给他了。他回邮件说：

谢谢你给的名单，阿欧·库。

只是清理而已，要名单是为了清理这些人，与上帝一起清理他们。

所以，灵魂消磨身体以度日，

让他消瘦，以便充实你的贮藏，

拿无用的时间来兑换永生，

让内心得滋养，别管外表堂皇，

这样，你吃掉那吃人的死神，

死神一死，世上就永无死亡。

平静与你同在

伊贺列卡拉

修·蓝博士到达奥斯汀市时，我去接他，他见面就问了我一些我生活上的事。

"你在书中写到你的生活（指的是《内在的探险》），说你做了很多事以便找到内在的平静，"他开始说，"到底哪件事有效？"

我想了想说，它们都很有效，但是或许"抉择的过程"是最有效、最可靠的。我解释说，那是种能质疑信念，帮助找出什么是真相的方法。

"当你质疑信念时，你最后会怎样？"

"最后会怎样？"我接过话茬儿说，"最后会得到一个对选择的清晰了解。"

"那种清晰从何而来？"他问。

我不知道他到底想问什么。

"为什么一个坏蛋可以很有钱？"他突然问我。

我被这个问题吓了一跳。我想说有钱跟"坏蛋"是两码事，并没有律法说只有天使才能富有。或许一个讨厌鬼对钱很了解，所以他可以是个有钱的坏蛋。但是，我当时没想起这些来。

我坦白地说:"我不知道,我不认为一个人必须改变自己的个性才能富有。一个人只要拥有接纳财富的思想就可以了。"

"那么这些思想从何而来?"他继续问。

既然去过他的研讨会,我知道这个答案是:"那些思想是人们在生活中感染的模式。"

他接着转换了话题,说我的的确确是个催眠写作专家。他开始接纳由我来写一本关于"荷欧波诺波诺"的书的想法。

"你真的打算让我写这本书了吗?"我问。

"看这个周末过得如何再说吧。"他回答。

"说到那个晚餐,我们到底要怎么做呢?"我问道。我总是想控制局面,以确保自己做得完美,让人们各得所需。

"我从不计划,"他说,"我信靠神性。"

"但是是你先讲还是我先讲,还是别的什么?你是否需要我给你做个介绍?"

"看着办吧,"他说,"不用计划。"

这让我很为难。我希望了解到底我需要做什么。修·蓝博士把我逼向死角,或是活角,那时我并不清楚。他接着说了些比我当时能了解的更睿智的话:

"人类没有意识到的是,在我们活着的每个当下,我们都持续地抗拒着生活,"他开始了,"这抗拒让我们脱离了大我,而那里是自由、灵感,最重要的是神性创造者之所在。总之,我们把人们囚禁在心智的荒野里漫无目的地徘徊着。我们既没留心耶稣基督的教诲：'不要抗拒。'也不知道另外一个法则：'平静从我开始。'"

"抗拒让我们持续处于焦虑的状态，我们的灵性、心灵、身体、财务和物质都开始匮乏。"他继续说，"与莎士比亚不同，我们没有意识到自己处于一个持续抗拒，而非随顺的状态。我们每经验一比特的意识，就同时体验至少几百万比特的无意识。然而，这一比特对我们的救恩于事无补。"

那真是个不可思议的夜晚。

他要求去看看我们将要进餐的房间。那是在得克萨斯州奥斯汀市区一家酒店顶楼的大宴会厅里。女经理礼貌地带着我们进了那间包厢。修·蓝博士问我们能否单独待一会儿，女经理同意并出去了。

他问我："你注意到了什么？"

我环视一周说："地毯不干净。"

他又问："你接收到了什么印象？"没等我回答，他接着说，"没有什么对与错。你接收到的不一定是我接收到的。"

我让自己放松下来，聚焦于当下。突然，我感觉到巨大的堵塞、疲劳和黑暗。我不知道那是什么，或代表什么，但我还是跟修·蓝博士说了。

他说："这间包厢累了，进进出出的人们从没有爱过它。它渴望被感激。"

我觉得有点怪，包厢跟人一样？它也有感觉？

哦，管它呢。

他说："这个包厢说它的名字叫希拉。希拉想知道我们很感激它。"

我心里嘀咕："希拉？这个包厢的名字？感激它？"

我并不知道如何做出回应。

他说："我们要请求在此举办活动的许可，所以我问希拉是否可以。"

我问："那它怎么说？"说完后感觉这样问很蠢。

"它说可以。"

"哦，那就好！"我回答道，心想我付的订金是不能退的。

他继续说："有一次我在一个大礼堂准备演讲，我找了个座位。我问：'是否有谁是我没留意到的？是否有谁有问题需要我关注一下？'有个位子说：'你瞧，今天有个人在前一个研讨会的时候坐在我这里，他有财务问题，我现在感觉糟透了！'所以我清理了那个问题，接着我看到那个位子直挺了很多。之后我听到：'好啦！我准备好迎接下一位了！'"

他还跟椅子对过话？

无论如何我都要开放心智，去聆听他这些不一般的方法。

他继续说道：

"事实上我在试着教这间包厢。我跟它和它里面的每样东西对话：'你想学习如何实践'荷欧波诺波诺'吗？毕竟，我很快就要离开了。要是你能自己实践这个方法不是很好吗？'有些回答说好，有些则说不好，有些说：'我很累！'"

我记得很多古老的文化都认为每样东西都是活的。吉姆·帕斯芬德·尤因在他的书《清净》中解释说，每个场地往往都淤堵着能量。认为房子、椅子有感受的想法并不应该被视为疯狂。这是个开拓"脑"界的想法。如果物理学是对的，那么只有能量让我们感知起来是固体的，跟房子、椅子对话，就是一种重整能量的新的、清洁的方式。

但是椅子、房子也会说话吗？

那时候我还没准备好接受这个想法。

修·蓝博士看着窗外市区的地平线。高大的建筑、州议会大厦，在我看来，地平线看起来很美。

但在修·蓝博士看来就不一样了。

他说："我看见很多墓碑，这个城市到处飘荡着亡灵。"

我看着窗外，我没有看见任何坟墓或是亡灵，我只看见了城市。我再次发现，修·蓝博士同时在用他的左右半脑，所以他能看见那些隐藏的东西，并说出来。但我不能，我只是睁着眼睛像梦游一样。

我们在那间包厢里待了约 30 分钟。就我所见，修·蓝博士在包厢里走了一圈，对它清理，请求它原谅，去爱希拉，然后清理、清理，再清理。

在那期间，他打了个电话，告诉电话那头的人他所在的位置，并描述了一番，然后问她怎么看。他看起来像是在确认什么。等他挂了电话，我们在一张桌子前坐下来并开始聊天。

他告诉我："我的朋友说只要我们爱这个包厢，那么它将允许我们尽情用餐，不限时间。"

我问："我们如何爱它?"

他回答说："只要对它说'我爱你'就可以了。"

那看起来很傻，对一间包厢说"我爱你"? 但我还是尽力去做。我早先就学到，你不必真的感觉到"我爱你"而让其生效，你只要说就好了，那我就说吧。当你说几次之后，你就会有感觉了。

沉默了几分钟后，修·蓝博士又说了些睿智的话：

"我们每个人所拥有的记忆或灵感，对每样东西都有直接和绝对的冲击力，不论是人还是矿物、植物、动物。当记忆在一个潜意识里被神性转化为零状态，那么它就在所有的潜意识里被转化为零状态。"

他停了一下，又接着说：

　　"所以，无论当下在你的灵魂里发生了什么，它也同时发生在所有的灵魂里。领悟到这些是件多么美妙的事啊！而更妙的是，我们该感恩这一切。感恩我们能呼求神性创造者来终止我们潜意识里的记忆，直到零状态，然后用神性的思想、语言、行为和行动充满我们和所有人的灵魂。"

　　对此你会怎么回应呢?

　　我能想到的只有："我爱你。"

与神性共进餐

有超过 70 个人来参加我跟修·蓝博士的私人会餐，我真没有想到有这么多人对这位神奇的老师感兴趣。他们有些从阿拉斯加、纽约，以及其他地方飞到奥斯汀市来，有些从俄克拉荷马州开车过来。我搞不懂为什么他们都要来。有些人或许是出于好奇，有些人则是《相信就可以做到》的读者，冲着进一步了解我而来。

我还是不知道该说些什么，也不知道如何开始。修·蓝博士看起来泰然自若。他在一张桌子上吃着晚餐，每个人都在捕捉他说的每一个字。我的好友辛迪·卡什曼（她计划成为第一个在外太空结婚的人）和我分享了那天的感受。

2006 年 2 月 25 日，星期六，我到奥斯汀市去听修·蓝博士演讲。晚餐时我坐在他的旁边。他传达的信息是要对生命百分之百负责。我亲眼见证了一个强大能量的转换过程。我们桌上的一个患有哮喘的女士，她不停地抱怨一位男士，叫他不要打电话给医院。修·蓝博士停了下来对她说：

"我只对你感兴趣，我听到神性说，你要多喝水，那会对你的哮喘有帮助。"

她的能量立刻从抱怨转换为感恩。看到这些让我非常兴奋，因为当我看到这一场景时，我在心里默默地批判她："她在抱怨。"我发现我自己很想远离那些爱抱怨的人们。而修·蓝博士接纳了这个负面能量，并将之转换为爱与积极的能量。

接着，我拿出我的瓶装水，指着酒店的水对修·蓝博士说："酒店的水不卫生!"

修·蓝博士回答我说："你知道自己在说什么吗?"

当他这么说时，我意识到我刚刚对水发出了一个负面的能量波动。喔! 我很感恩我又意识到自己刚刚做了什么。

他告诉我他是如何时刻清理自己的。当那个女士在抱怨那位男士的时候，修·蓝博士问自己："我的内在在发生了什么让她会这样? 我该如何负百分之百的责任?"

他将自己的能量转向神性并说："谢谢你，我爱你，对不起。"他听到神性回答说："告诉她多喝水。"

他还告诉我："我知道如何清理，所以她得到她所需的，我得到我想要的。"

他跟神倾诉，神跟他们沟通。当我清理时，我会像神一样看待他们。

我问修·蓝博士是否能跟他约个时间见面，他拒绝了，因为神性告诉他说我的内在已经知道答案了。

这真是个美好的肯定。

总之，我今晚学到的是：

1.我见证了修·蓝博士是如何将那位女士的能量从抱怨转化为感恩的。

2.我觉察到自己是如何去评判那位女士和水的。

3.我知道了他用来清理自己的体系，以及这个体系的强大力量。

4.我要记得多说"谢谢你"和"我爱你"。

晚餐开场时，我很自然地说起我是如何知道这位神奇的治疗师，以及他治好整个医院患有严重精神疾病的罪犯的故事。我引起了全场人的关注。我邀请人们自由发问，仿佛我跟修·蓝博士在做一个公开的研讨会一样，那架势很像是苏格拉底和柏拉图。说到柏拉图，我觉得自己更像是个"摆那的图"（谐音"柏拉图"的幽默，说自己在那里像个花瓶）。

修·蓝博士开场说："人们常问我：'嗯，信念怎么处理？情绪怎么处理？各种问题怎么处理？'我并不回答那些问题，我并不管'怎么来的'这样的提问。但是你们还是会问我，所以我还是要搞定这些问题！但是接触那些就好像让我接触那些发烫的东西，我只好把手收回来。所以，当有什么事发生了，甚至在它发生之前，我已经收手了。"

"这就像是我在走进这间包厢之前，我一定会跟这神圣的房间交流一番。我问包厢叫什么名字，因为它真的有名字。之后我对它说：'我可以走进来吗?'它回答说：'可以，你可以进来了。'但是我们假设这间包厢回答说：'不行，你这混蛋!原谅我的用词。'那么我就会反观自身，做些我该做的事。所以当我再走进来时，我就会处于完好的状态，就像医生的一句老话说的那样：'先医好你自己吧!'所以我要确保自己进来时是健康的、没有问题的，哪怕只是一会儿。"

为了方便每个人都能跟他沟通，我打断了他的话。我想让大家都知道修·蓝博士是何许人，为什么我们来到这里。我们在此做的完全是自发的，形式是自由的。我建议大家放轻松，打开心门来交流。因为你永远不知道修·蓝博士会说些什么或做些什么。

他问大家为什么有人会得乳腺癌，无人能答，他自己也说不上来。他指出，每一个当下有上百万比特的信息产生，但是我们每次能意识到的不到 20 比特。这是他常谈的话题，这也是他教导的精髓所在：我们一点也不知道当下发生了什么。

"我们的生命是怎么一回事，科学界没有确定的说法，甚至连数学也解释不清楚'零'。在查尔斯·塞夫的书《零的故事：动摇哲学、科学、数学及宗教的概念》的结尾，他总结说：'所有的科学家都知道，宇宙从空无中来，也将回归到空无中去。这个宇宙开始于零，结束于零。'"

修·蓝博士继续说："所以，我已将自己的整个意识回归到零态，让其空无，没有任何信息。你肯定听过其他类似的说法：空性、空、纯粹。不论你怎么称呼它，我的心智都已经回到零状态。不论发生什么，哪怕我没有意识到，我将要说的方法就是，不停地清理，最终我会一直处于零状态。"

我看得出来大部分人都被修·蓝博士深深吸引住了，但也有些人跟我一样无动于衷。修·蓝博士继续说道："只有当你的心智处于零状态，创造力才能发挥作用，那叫作灵（零）感。夏威夷语里这个'灵感'被称作'哈'。"

"如果你去过夏威夷（Hawaii），'Ha'的意思就是'灵感'，'Wai'是'水'的意思，'i'是'神圣的'的意思。夏威夷的意思就是'神圣的灵感和水'。夏威夷这个词本身就是一个清理方法，所以不论我身在何处，我会先确认是否有什么需要清理。举例来说，在我步入这间包厢前，我说：'有什么是我不知道需要我去清理的？我不知道是什么，到底是什么呢？'接着，如果我用这个叫'夏威夷'的清理方法，那么我就能回到零状态，并且能获得我没有意识到的讯息。"

"只有在零状态……有些事你该知道，心智每次只能为两位主人中的一位效劳。要么它执行你心智中发生的任何思想，这个叫记忆，要么它就执行灵感。"

这个话题越来越迷人。接着，修·蓝博士又更进一步解释说：

"神圣智能是所有灵感的发源地，它在你的内在！它不在外在的某个地方。你也无须到达任何地方。你不需要！你不需要找任何人。它就在你的内在！接下来的层次叫超意识，夏威夷语称之为'欧玛库阿（Aumakua）'。'Au'的意思是'穿越所有的时空'，'makua'的意思是'圣灵或神'，这个意思是，部分的你是无时间性、非地域性的。那部分确实知道正在发生着什么。"

"之后你就有了意识心智，夏威夷语里称为'尤哈内'。接着，你就有了潜意识，夏威夷语里称之为'尤尼希皮里'。"

"所以，最重要的是要有意识地去问'我是谁'这个问题，我们正在说什么，我正在跟你们分享的，是关于你的身份的话题，它是由这些不同层次的意识组成的。注意，你必须明白意识层次是空无的！如果意识层次是零状态，那么此时你是谁？你是神圣的存有，那就是零状态。那么，为什么你需要成为零状态？"

"当你是零状态时，存在所有的可能！那就是说，你此时是以神的样子创造的。神性告诉我这些，因此我可以说得更清楚些，但是我希望你们直接得到神性的澄清。"

"当我说，你此时是以神的样子创造的，那意味着你的某一面是空无和无限的。只要你愿意放手那些无聊的东西，让自己处于空，那么灵感会即刻充满你的存在，你就处在自由之乡了。有时，你甚至不知道自己已经到家了，并一直在叨叨：'家在哪里？家在何方？我已经被清理了！快告诉我如何抵达家吧？我会努力的。'这时，我只能说，大多数时候真相总在你之外！

"当智力被套牢时，它将逐渐被蒙蔽。在夏威夷语里称为'库凯帕（KukaiPa'a）'。有人知道'库凯帕'是什么意思吗？它的意思是'智力的便秘'。请宽恕我的粗俗用词。"

有个人问："但是如果我跟一个人之间有些摩擦，你是说只有我，而非那个人，是需要修正的吗？"

"如果你跟某人之间有问题，那么不是那个人的问题！"修·蓝博士声明，"那只是你对某个浮现的记忆的反应而已。有问题的是那个记忆，和别人没有关系。"

"我辅导过一些憎恨自己丈夫或妻子的人。有一次有位女士说：'我想去纽约，那样我就会有更好的发展机会。'之后我听到神性说：'不论她去哪里，她的问题会一直追随着她！'"

修·蓝博士之后解释说，当有人找他预约做治疗时，他会着眼于自己，而不是那个打电话来的人。

"举个例子，我最近接到一位女士打来的电话，她有一位92岁的老母亲。她说：'我母亲这几周患有严重的臀部疼痛。'

在她跟我通话时，我就问了神性一个问题：'我内在发生了什么，导致了这位老妇的疼痛？'接着我问，'我该如何解决这个问题呢？'这个问题的答案呈现出来，我就照着做了。"

"大约一周后，那位女士又打电话给我说：'我母亲现在好多了！'这并不意味着问题不会卷土重来，通常一个问题的出现是多种原因促成的。但是重点是我持续在自己身上下功夫，而不是在她身上。"

又有人问，发生在国外的战争呢？他想知道自己是否也要对此负责。更确切地说，他想知道修·蓝博士对此会做些什么。

"啊，我会考虑我的责任是什么！"修·蓝博士毫不含糊地说，"我每天都做清理，但是我不能说，我想去做清理，我想那种事会好起来。只有神知道什么该发生。但是，我只负责我的那部分，就是持续清理，就像清空医院一样。我们夏威夷不再有给杀人犯住的精神病医院了，一个也没有了。我尽我所能地做了我该做的那部分。或许如果我清理得更多，结果会更好。我也是人啊，我已经尽力了。"

我看得出修·蓝博士有些疲倦了，我感觉到他想今晚到此为止。真是个让人终生难忘的夜晚。

但是那晚的故事并没有到此为止。

次日清晨，我、修·蓝博士、伊丽莎白·麦卡尔（《马之道》

的作者），还有其他人一起共进早餐。每当我在修·蓝博士身边时，我的内在就会变得异常沉静。或许我感受到了零状态，或许没有，谁知道呢?

某一刻，会突然冒出来一个灵感，例如让我举办一个周末活动，称之为"超越彰显"。我不知道这个点子是从哪里来的，至少我当时不知道。现在我知道它来自神性。但是早餐过后，我又对这个好主意不感冒了。

我有很多事可忙，工程、旅行、项目、健身赛，等等。我可不想再在自己的活动清单上多加一条。我试着不去理会这个点子。我决定静观其变，看它是否会就此消失。

它没有消失，三天后它还在我脑袋里。修·蓝博士告诉我说，如果一个点子在多次清理和归零之后还出现的话，那就照着做好了。所以我就写了一封我平生写的最烂的电子邮件，并把它发给了我数据库里所有的联系人。让我惊讶的是，有个人竟然在我发送完邮件三分钟后，打来电话并登记参加这次活动。她肯定是坐在电脑前，等着看我邮件的吧!

其余的名额很快就登记满了。我只想招 25 个人参加活动，这是我给自己定的上限，因为我感觉对着 25 个人讲比对着 2500 个人讲要来得容易。我之前从没举办过这样的研讨会，事实上，我根本不知道怎么做。

我跟修·蓝博士提到这个灵感以及我的担心。

"我唯一的建议是不做计划。"他说。

"但是我总是会计划一番,"我说,"写出讲稿、制作幻灯片,以及准备讲义,都准备好,才能让我能感觉更加安心。"

"要是你能依靠神性,相信神性会关照你,你会感觉更好,"他断言道,"让我们为此清理吧。"

听他这么说,我知道他的意思,既然这件事已经成为他体验的一部分,那意味着他必须去清理。这再次说明,一切都是共享的。一旦我们意识到了,你的体验就成了我的体验,反之亦然。

我尽量不去做计划。某一刻我向恐惧妥协了,我做了本手册。但是从来没有用上,甚至没再看一眼,当然也没人介意它。

我是这样开场的:"本次活动我不知道要做些什么。"

每个人都哈哈大笑。

"是真的,"我说,"我也不知道该说些什么。"

他们又大笑起来。

接着我给每个人讲修·蓝博士和"荷欧波诺波诺",以及"你创造了你的现实"这句话的含义是如何超乎他们曾经的理解的。

"在你生命当中,如若有谁是你不喜欢的,"我解释说,"那么是你创造了这个现实。如果是你创造了这个现实,那么也是你创造了那些你不喜欢的人。"

那真是个不可思议的周末。时至今日，当我看着那天活动的集体照时，我依然能感受到那份我们共同分享的爱意。

但对我来说这只是万里长征的第一步。

我还有很多东西要学。

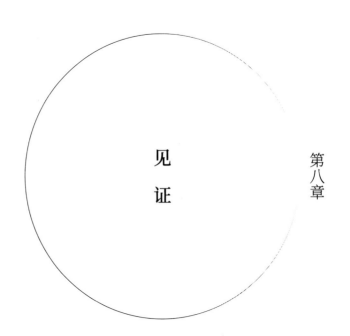

见
证

第八章

许多参加了聚餐和"超越彰显"周末活动的人都有了突破。在这一章里，你将读到他们的真实故事，会感受到"荷欧波诺波诺"疗法的威力。

我找了一辈子治疗气喘的疗法，终于到头了……

困扰我 50 多年的气喘和过敏症，在一个不可思议的晚上（2006 年 2 月 25 日），突然奇迹般不再犯了。

那天，当我正轻松地吃着得州风味的墨西哥午餐时，突然感觉内在有一阵"悸动"。那感觉奇妙极了，好像有什么事发生了，而我正在接受治疗。一阵爱的波动淹没了我，停顿片刻后我才继续吃午餐。

那天晚上，酒店会议厅里的空气充满电流，一种无法言说的兴奋在不断沸腾。主讲人修·蓝博士，最后和我同坐一桌。用餐到一半时，我给他讲了一次自己气喘发作的事，稍后他就把这个当作了他谈话的开场。

我很熟悉夏威夷民俗疗法"胡那"的灵性疗愈模式，但我对修·蓝博士的疗法中核心的治疗、宽恕的方法与哲学还不甚了解。修·蓝博士告诉我们，通过读我们的名字进行清理并与我们合一，他正在清理出席晚宴的每一个人。怎么做到的？他是通过表达对每个人的爱，通过请求宽恕，宽恕他和他的祖先在过去或现在，有意识或无意识地对我们及我们祖先所做过的错误行为，这个请求宽恕的范围一直回溯到微生物时代。哇！要清理的可真多！如此一来，他和我们就可以回归到存在于神性里的真实关系了。

隔天，奇迹就开始示现了。我跟一位良师益友以及其妻子相约一起吃午餐。虽然我从外地来，并不曾和他们见过面，而且我必须走过好几个街区才能到达那家餐厅，然而我发现在这段路程中我居然完全不需要使用气喘吸入器，那是最不寻常的第一个征兆。他们说我停车的地方距离餐厅非常远，我告诉他们可能我已经没有气喘了，感觉上似乎是这样。

那天晚上，我很荣幸能跟修·蓝博士共进晚餐。我们谈到"荷欧波诺波诺"的治疗力，而且我现在体验到了，它治愈了我的气喘病，我可以用它去帮助有同样问题的人。他谈到饭前喝水的重要性，那有利于排出毒素和规避环境干扰。阿门！

好事变得越来越好。六个月过去了，虽然这期间我得了支气管炎，但不用吃药就恢复了。而且我再也没有发出喘息声，也不再借助吸入器或任何一种气喘药物辅助治疗。从那时候起，我在家跟猫咪、小狗、小鸟平静共处好几个小时都没问题，不会发出喘息声，也不需要吸入器。我肺部的声音跟铃声一样清晰，而这是这辈子我第一次可以深深地、彻底地呼吸。天哪！太神奇啦！

修·蓝博士，虽然你不把这叫作治疗，也不自称是治疗师，而且你会说这都是宇宙和我的灵魂共同做到的，我还是要谢谢你。也谢谢乔·维泰利博士跟我们分享修·蓝博士的智慧，以及那个神奇的疗愈之夜！我永远感激！

玛莎·史尼

= = = =

还有一个故事：

一个爱尔兰人发现了阿啰哈

十年前，我就开始用"荷欧波诺波诺"来认识自己。对亚洲传统医术和能量系统进行了多年的研究之后，我开始懂得这个来自夏威夷的问题解决方法。

在寻求"开悟"的过程中，我经历过心力交瘁。身为爱尔兰人，我一向认为"布丁的味道要吃过才算真知道"（空谈不如实证），但从小生长在麻省的南波士顿（一个像钉子一样刚强的爱尔兰劳工阶级社区，在这里，枪声和警笛声就像其他城市里的鸟叫声一样频繁），这里并不常有机会去发掘自己对宇宙的抽象理解。因此，一发现有关于此的免费讲座，我就会马上抓住机会参加。这一次，我希望可以试试这个夏威夷版的生命诠释。

我发现它很不寻常。许多系统都是在运用或移动能量（就像在棋盘上移动棋子一般），"荷欧波诺波诺"却让我认识到该如何擦除那些存在于我的内在，并且有可能显化成外在问题的负面元素（也就是把棋盘上的棋子全部拿掉）。不用说，这勾起了我的兴趣。当时许多观念闪过我的大脑，这一切对我来说都是新的。但在讲座的最后，我决定要给这两个被当作礼物送出的免费方法一个施展与彰显的机会。一整天里我尽量使用它们，甚至在帮别人按摩的时候也如此，我在践行"尝了才知味"的道理。

过去，我从事推拿工作，随着时间的推移，我对治疗的观念发生了转变。在实践那个方法前我知道的是，根据亚洲的传承，一个人的内部出了问题，是能量与经络导致的。当我用了那个方法后，我发现自己对于问题是怎么发生和为什么会发生的看法改变了，而且这跟我之前受过的训练很不同，因为我开始疗愈跟客户的问题无关的东西。当我这么做时，不管是有何种问题的客户都会告诉我，他们几乎都是立刻体验到了效果。于是，我开始更努力地研究，也开始对这个夏威夷技巧有更多的了解。隔年春天，我参加了完整的训练，也开始真正运用这个方法。

有一天，我接到以前客户 J（J 是一位职业心理医师）的电话，她期待我跟她非常担心的一位患者（姑且称为 F）见个面。F 被诊断出有躁郁症，多次企图自杀，所以为了她的安全，她曾有几次被送进医院。我问 J：“我对你做了什么？”她笑了出来，说道：“我知道你能帮助她。你一定要帮助她，如果你不去，她会过不了这一关。”所以我答应了。快结束通话时，J 说 F 曾被一个按摩治疗师袭击过。我问自己：“我要怎么做，才能帮助这位女士呢？”

那晚回家后，我坐了好一会儿，思考着我能做些什么，我该如何帮她改变。内省了一阵之后，我的脑子里不断出现“荷欧波诺波诺”！“荷欧波诺波诺”！那声音就像一张坏了的唱片，一直播个不停。因此我开始以前所未有的方式使用这个方法。在每个疗程的前、中、后之间间隔的很长一段时间里，我都投入马拉松般的心力，而我从不曾告诉 F 我的秘密。我们每次碰面时，治疗室都会充满欢声笑语，空气里也充盈着祥和与平静，因为我已事先进行了清理。总之，F 彻底改变了。她现在是个有能力的女性，可以独自处理自己生活中面临的所有问题。她鲜活地证明了：如果我们负起百分之百的责任，情况真的可以改变。

我的推拿工作也不断向前推进，有了转变，而我几乎不再触碰任何客户。现在，行驶在人生道路上的我，偶尔也会碰到路上的减速带，每次清理后会带来什么总让我感到惊奇。这一路走来并不容易，但我珍视所有过往，因为是它们让我了解了自己是谁。

在"宇宙的自由大我基金会"担任了多年的义工后，我的看法变得更加简单。讨厌的事情总会以各种形式出现，有时可能是家庭问题、压力、评价，有时甚至是战争，而一开始就要你接受这些东西确实很难。不过现在，不是说"为何是我"（带着内疚），我会说"我有责任"（毫无愧疚），然后就通过"荷欧波诺波诺"放下一切，让神接手。

这真的是一件很难很难做到的事。我刚刚说很难了？但我相信有一种平静正在发生，而且我们真的无法领会这平静的完整性，因为有那么多现实同时充盈在我们时间的架构里。我们不应该浪费时间去问"如何""为何""何时"，不如直接去"做"。

如若追问，我们就偏离了自性。一旦我们以任何形式完全脱离了自性，责怪、反击、抱怨、诉苦，等等，都会使我们看不见眼前的问题，也就是看不见释放自己内在问题的机会。如果我们责怪，这种内在的连接就中断了（就像没交有线电视费，也就看不了节目）。

我们可以选择放弃自以为是，放弃沮丧，对"自性"这一最珍贵的礼物不带任何批判。

如果在清理过程中犯了错误，我会调整好自己，继续从零开始，这又是一个"尝布丁"的机会。

谢谢你。

布赖恩·欧姆·柯林斯

下面是来自路易斯·格林的分享：

亲爱的乔：

再次谢谢你促成了这次与修·蓝博士在一起的聚会，也谢谢苏珊细致的工作，尤其是帮我在凯悦酒店订了一份素餐。我很高兴能跟你和娜瑞莎坐在一起，并跟你们以及其他同桌的人相识。

能坐到前排与修·蓝博士近距离接触真是我的荣幸，他在回答我的疑惑时表现出来的慈祥和宽厚也让我受宠若惊。

我很乐意与你分享在那晚之后的两周里，我经历过的许多神奇事。有件事我一直提醒自己记着，修·蓝博士曾经为了帮助我而向神性呼求过，过去我总是偶尔会实践"荷欧波诺波诺"疗法，现在则是尽可能多地实践，我至今仍受益于他的祈祷。

刚听完音频我就收到"分享与修·蓝博士
有关的故事"的邀请函

我要提到的第一个经历是苏姗发来的，邀请我分享那晚与修·蓝博士聚会反馈的邮件。有趣的是，我买了本《有效生活指导手册》并下载了你和修·蓝博士的MP3音频。我刚刚从头到尾听完一段录音，就收到了苏姗的邮件。

我的诉讼未公开却全国闻名

第二个经历让人非常难以置信。我在2月23日飞往奥斯汀市之前，有一件新的诉讼要立案。但在我离开前，因为没有准备好而无法将材料邮寄出去，第二天（2月24日）才从奥斯汀市的邮局寄了出去。天晓得怎么回事，那些资料在邮寄过程中被神奇地弄丢了，直到3月6日周一那天才到达目的地。

我服务于一个全国性的机构，旨在帮助消费者在全国范围内雇用律师处理法律事务。上周五下午，一位在康涅狄格州的律师邮寄来一份胶封的在俄克拉荷马州加拿大郡立案的案件概要，他问我在塔尔萨（美国俄克拉荷马州东北部城市）的同事，是否是她立的案。我听说后几乎要晕倒了。天啊！那是我的案子。我给她发了个邮件，并打电话到她的办公室去，问她是怎么找到我的案子的。接着，我试着在谷歌上搜索些线索，花了一个多小时，什么都没找着。

她给我回邮件说，她订阅了法院新闻服务网上的在线服务，里面有线人（和潜伏的谍报者）监视法定的立案模式和来自全国各地的意见和建议，并上报重要、重大或仅仅是有趣的事件。我并没有公开我的案子，但是在这个网站的首页右边栏却刊出了一个头条。讽刺的是，客户的父亲在这天早些时候还到访我的办公室，我跟他诚恳地说，我们很有信心能赢。让我格外费解的是，每天有上千件案子要立案，怎么就我的成了头条呢？

我临时安排的晚餐吸引来的人数创了纪录

我是当地素食主义协会的会员，我们每个月都会聚一次，时间通常定在每月的第二个周六。当我向协会主席询问3月份的聚会地点时，发现还没有定下来。我主动提出安排这件事。2月28日周二，我走访了心目中最顶尖的餐厅，发现那里的主管3月3日周五才能回来。餐厅的员工给她留了我的信息，承诺说她回来后会转告她联系我，但我一直没有等来电话。

第二天，也就是 3 月 1 日周三，我去了一家开业没几个月的泰国餐馆，询问餐馆负责人，能否提供素食者自助餐的服务。我跟他说，根据以前聚会的经验，每次参加人数不少于20 个人，多时也许会有 30 来个。他说他们可以做，但是要付100 美元的押金，以免提前购入太多食物，但最后没那么多人来就餐而给餐馆造成浪费的风险。我拿起菜单，菜谱很不错：素食寿司、汤、四道主菜、甜点，还有茶，共 8 美元。经理说他可以跟店主确认，我需要准备订金的支票。3 月 2 日，我们开始接受订位。我写了一封简报，发给协会会长，好让她转发到我们的电子新闻邮件里去。晚餐于 3 月 11 日星期六举行，而我要求大家在 3 月 9 日周四下午 5 点之前给我回复。

通常，会长会在每月的第一天发出每月新闻邮件。大多数人通过电子邮箱收阅新闻邮件，有些通过平邮。我们还会张贴海报在当地的健康食物商店和图书馆。这次时间来不及了，会长没时间发新闻邮件，就简单地把我发给她的信当作通告发了出去，而平邮则在周一的时候通过明信片的方式发送出去。同时我们没有张贴任何海报。我当时就想，要是能召集到 20 个人来聚餐，我就该偷着乐了。

周一那天，"回执"源源不断发来。我收到了数十人的邮件，周二的时候又多了几个人，因此我想，我们可以至少支付13 个人的押金。然而，周三开始，"回执"如潮水般涌入。到这天结束，报名人数达 37 个人。对我来说，我们似乎遇到了一个新的麻烦，我打电话给那个经理，问餐馆的最大容纳量，他回答说 65 个人。周四的时候，依然有不少报名回执信发过来，到报名截止时，总共有 55 个人报名。那天其实效率很低，我激动不已，每隔几分钟就查看一下邮箱（吸引力法则？）。我打电话给那位经理，问他们能否招待那么多人，他回复说："没问题。"

周四晚上我去上卡巴拉的课，直到晚上 9 点才到家。我查看了电话留言和邮件，我又收到了更多订座的回复。总人数到了 67 个人。我开始认真考虑该怎么处理人数过多的问题。我的对策是，设法让那些后报名的人来迟一些。周五跟周六又有一些订座的回复。总报名人数高达 75 个人之多。

这次活动超级成功！并非每个订座的都来了，还有少数几个"空降"（有个性）。到我们客满时，餐馆里的能量一直都是出奇的好。这给那些第一次来参加这种活动，吃泰国自助餐的人留下了极为深刻的印象。协会里有些 10 年以上会龄的会员说，这次创造了俄克拉荷马州素食活动的最高聚会人数纪录。让人吃惊的是，座位问题也很好地解决了。有些早来的人用完餐后，要离开去处理某些周六晚上的事务。所以总有空位子为迟来的人预留着。由于第一次有这么多人来聚会，餐馆里的人都非常高兴。

租车的奇遇

为了避免自己的车有额外的损耗，我想租一辆车开到奥斯汀市。我对比了一下费用，发现租一周的费用跟从周三租到隔周周一的费用差不多。我在网上以一个合适的价钱租了一辆中型的车，我当时想的是它要比小型的车坐着舒服。等我到了租车代理处，发现那里只停着很少的几辆车。我碰巧看到他们有两辆橘黄色的雪佛兰古典高顶车（Chevy HHRs），它们拥有很酷的复古风情。我走到租车处，他们告诉我说没有中型的车租给我。于是我就问，我能否租一辆雪佛兰古典高顶车，尽管那两辆车按归类是大型车，但他们还是同意了。我想要是能开着这么一辆橘黄色的跑车到奥斯汀市真是酷毙了，橘黄色可是我的母校得克萨斯州立大学的代表色。

不过，当我准备把它从停车场开到我的办公室时，我发现：虽然这辆车看起来外表光亮，里面却破烂不堪。我想把它还回去。可是，我又需要开着这辆车去我的办公室处理一些事，当天我是没法还回去的。我联系了租车处，想要换一辆普通的小轿车，但是他们说暂时没有我需要的类型，或许第二天凌晨有。

我连夜打理行装，直到次日凌晨。当我钻进雪佛兰，甩进我的手提箱时，我震惊地发现，这辆车的后门竟然有个明显的凹痕。当然，我总是一再缩减额外的保险开支，我记得自己昨天根本就没见到这个，所以我以为这是由我造成的。我心想，管它呢，先用一周再说。我比自己预期的要晚出发，大约是周四的中午 12 点半出发，在下午 6 点半左右到达奥斯汀市。

转眼间到了周六晚上 5 点钟，距与乔和修·蓝博士的聚会活动还有一个小时。我满脑子都是那个凹痕，盘算自己该如何应对。我逛了下北奥斯汀市的购物中心，打算去买个一次性的数码相机，结果一无所获。当我回到车上，开到旅馆，天色开始暗了，而且下起了蒙蒙细雨。我正准备开进一条交通繁忙的街道，感觉突然被撞了一下，车被追尾了。我马上想到的是："我真是够倒霉了，先是车门凹痕，紧接着是没买到相机，现在又发生这种事。"一个小时内我还要参加晚宴，还得先洗个澡、换衣服。糟糕的是，即使是周六晚上，这里的交通依然拥堵。我拿着出租车登记卡下了车，一个年轻的黑人凑了上来："我的轮胎爆了，所以刹不住车。"我心想，你跟一个律师谈这种事可不妙。我说："少废话，这可是我租来的车。"我们走到车后面查看损伤程度，结果都傻眼了。"竟然毫发无损，"他说道，"哈哈，毫发无损。赞美耶稣！"身为一名犹太教徒，我觉得这么说很搞笑，但是我自己看着也觉得不可思议。他说得对，车尾竟然根本没损坏。这车像是用富有弹性的塑料做的。我依然会痛心，但是我不想因此逗留太久并小题大做，只想回旅馆去。我们握手道别。就这样我及时抵达晚宴会场，并与乔和娜瑞莎同桌。

至于如何处理凹痕，我认真地实践了"荷欧波诺波诺"。我一直拖着不做任何处理，直到还车的最后期限，在马上面临逾期要罚款的几个小时前，我才查看电话簿，找到一家不必烤漆就能修复凹痕的店。店里的伙计给了我95美元的报价，但是要完全修好，要花几个钟头。要是那样我可得付罚金了，这正是我非常不愿发生的。我问自己该做些什么，答案来得很清晰。诚实以对，打电话给当地的租车代理办公室，说明情况。要是他们想在修理上宰我一把，至少我也知道个底价。于是我打了电话，接电话的人告诉我不必先去修车，先把它送过去再说，他们自己会检查车况的。我说："好的。"于是开车过去，将车停在回收车道上。客服小姐扫描了车的标号，拿出相应的资料，我告诉她是怎么回事，她给了我一个办公室门牌号。我找到了那个接电话的家伙，他在电脑里输入汽车的认证号码。第二个奇迹发生了：凹痕在他们的车况记载里有。没我的事，哈利路亚！我一身轻松地回了家！

妹妹得到她梦想的工作

与乔和修·蓝博士聚会的一星期后，妹妹打电话给我。她是一家著名大公司某部门的副总裁。猎头公司找上她，问她是否对某个工作感兴趣。根据她的描述，那是她梦寐以求的工作。她不想在电话里告诉我详情，而是把猎头公司寄给她的工作内容用电子邮件转发给了我。看完，我简直快晕倒了。这么说吧，那是家真正的大公司，我只要告诉你那家公司的名字，你就知道我为什么会晕倒了。几个月之后，我妹妹真的被聘用了！

以下是另一个见证：

2006年10月，我参加为期三天的突破课程研讨会时，乔的简要疗法止住了我哗啦啦的泪水。在一个叫作"与人同在"之类的练习中我的泪水止不住地滑落。练习时，研讨会带领人将74个人分成4排，然后一排排轮流，安静地看着对方的眼睛来练习。当时，我在第三排。

带领人让第一排的人上台面对我们，也就是面对观众。他们看着坐在位子上的我们，我们也看回去。接着第二排的人被叫上台，面对面站在离第一排约0.3米远的地方。彼此对视3分钟后他们就下台了。接着第二排的人被请回他们的座位上。第一排的人则被留在台上，看着坐在位子上的我们，我们也看着台上的他们。

越临近上台，我的压力越大，我不知道这是为什么。我的手开始流汗，我注意到自己开始变得坐立不安。这项练习看起来简单得很，生活中跟陌生人或朋友交谈时，我都可以注视对方的眼睛，这次也不应该有问题。

接着我想起第一次参加突破课程研讨会时，讨论会的带领人和我们分享过他第一次做这个练习的体验。他说自己在20年前参加这个练习时，膝盖抖得非常厉害，以至于有位研讨会的助理必须帮他把外套放在两膝中间，来降低他两腿发抖所碰撞发出的噪声。

回想起他说的话，我想要离开现场。我告诉自己不必继续这个练习，我已经很擅长看人们的眼睛了！但我知道离开房间是不被允许的，因此我开始冒汗并坐立不安。

我们这排第一次上台是要站在离另外一排一小步远的地方，并且看着他们的眼睛。好险！幸亏我不必盯着50个人，而只要盯着1个人——我以为是这样。就位后，研讨会带领人开始引导我们经历那3分钟发现自我的过程。结果仅在10秒钟内，我就失控哭了起来，泪水不停地流，我不知道是怎么回事，但就是无法停止哭泣。每次看着对面的伙伴，我就开始啜泣。当我听到："第三排，请从你们的左边离开。"我便对伙伴说："谢谢你。"然后离开。

我到底是怎么了？！我本应该是去聆听自己内在的声音要

告诉我些什么的，但我什么也没听到！我晕了——一句话也没有，什么也没学到！这是什么练习啊？！我又困惑，又尴尬，当台上的练习在我面前继续进行的时候，我不断回想刚才的体验。"第三排，请站起来，转向你们的右边，然后到台上来。"啊！不要再来一次吧！我的大脑叫着。

现在我们这排再次面对着台下坐在位子上的人。这一次我安然度过了这 3 分钟，因为我没有看着正在看我的人。接下来，第四排被叫上台，一个新伙伴站在我面前，距离我的脸只有一小步远。这一次我面对的是一位和蔼的年长女性，她对着我害羞地笑着。"好，我想这次应该没事。"我告诉自己。但练习一开始我又泪如泉涌。只要一看着伙伴的眼睛，我的眼泪就止不住地流，我只能侧身躲开，而她则小声地安慰我说不会有事的。我对这无缘由、止不住的泪水感到尴尬和困惑。研讨会带领人指引我们聆听大脑里的声音——我们对自己说的话，但我的大脑"一言未发"。

我突然想到，我可以把思想注入大脑，而不是试着去聆听我的思想，反正内在的声音没跟我说话。我想着："谢谢你，我爱你，谢谢你，对不起，我爱你，谢谢你。"同时再去看我的同伴，我立刻感到被抚慰了，心中充满了对眼前这位女士的感谢与爱。我感觉好多了，泪水也止住了。我看着她，不再流泪。

令我惊讶的是，我的同伴居然开始哭了起来。眼泪顺着她的脸颊滑落,她的头开始轻轻地前后颤动,并咕哝着:"是你把我弄哭了。"我只是不断地把我心中私密的想法传送给她:"谢谢你,我爱你,对不起,请原谅,谢谢你。"诸如此类。接着,我的同伴被请下台,然后我又再次被留在台上,面对台下被指引要注视并评价我和我们这一排的50个人。但现在我的内在完全处于一种平静的状态,我已经可以看着那些正盯着我的人了。

事实上,我还去搜索他们的眼神,我只看那些正在看我的人,那感觉好极了!我能自在地跟陌生人相处了!我爱每一个人,并且我真的、真的感激他们。

练习很快结束了。研讨会继续进行,接着有一个短暂的休息时间。那位和蔼的女士,也就是我的最后一个同伴来找我,我们谈论刚才的体验。我告诉她我从不知道自己原来很怕人。她告诉我她觉得我们当时真的有某种连接,而这个研讨会也帮助了她,因为她了解到自己对于接受别人的爱是有障碍的。所以很显然,我必须跟她分享那个我之前和她一起在台上用来让自己停止哭泣的疗法。听完,她哭了。接着我们拥抱,然后各自离开,休息时间尚未结束。

娜瑞莎·奥登

= = = =

今年年初,我发现有位员工一直以来私拿比她应得多许多的回扣，这给我造成了好几百美元的损失，但她拒绝为这样的行为负责。她工作很努力，在我们这个小镇上，她找不到比我这里待遇更高的工作。我对她有怜悯之心，同时也很愤怒、很受伤。接下来的几天，除了和工作相关的话题，我没办法跟她说话，只能看着她。我不知道该怎么办，便去咨询乔，而接下来发生的事真是太奇妙了。乔谢谢我跟他联络，然后告诉我清除这个能量的具体步骤。首先，我得清楚是我吸引了这个状况——这不是那么容易做到，但这是最起码的。接着我必须宽恕我自己、宽恕那位员工，还有宽恕环绕在这个问题周边的能量。再接下来，我必须设定希望这个状况如何转变的新意图，并且开始重复修·蓝博士的疗愈短句："对不起，请原谅，我爱你。"结果出人意料。完成这些后，我写信给乔说：

亲爱的乔：

你的建议真是太好了。读完你的建议后，我开车从温柏里到奥斯汀，沿途我完成了你列出的每个步骤，太神奇了。我花了好长时间才理解真的是自己吸引来了这个状况，然后我宽恕了自己、我的员工，以及围绕在问题周边的能量。我设定了新意图，然后多次重复不可思议的夏威夷疗法。当我抵达奥斯汀时，我感觉就像有一吨重的砖头从我的胸口与腹部移开了。

照着乔的建议去做后，我内在的能量完全转化，愤怒与受伤的感觉不见了。真的很神奇，员工和工作环境也好起来了。如果有人问我这个疗法是否真的有效，我会说绝对有效！

维多利亚·谢菲尔

得克萨斯州温柏里

＝ ＝ ＝ ＝

接下来是路易斯安那州什里夫波特市的丹尼斯·基隆斯基提供的见证。

2006 年 10 月，我做了一个梦，跟"荷欧波诺波诺"非常契合。

我看见一个没有监狱的世界，因为实行了"荷欧波诺波诺"的理念，这个世界不再需要监狱。"荷欧波诺波诺"传达出的信息简单朴素，这个信息由修·蓝博士、乔、我自己，以及其他实行这个疗法的人一起分享，现在也在全世界的各种课程、研讨会中分享。这些课程教导人们——尤其是青少年——如何通过爱自己去爱彼此。

在梦里，我看到自己出席一个接一个的研讨会，并在会里教导成千上万的人。在这些研讨会中，我启发人们去忆起那个真正的自己、他们的神性，以及如何成为那个真正的自己——也就是忆起他们真实的本性是去爱。

在这个梦里，我看见一个青少年帮派分子用枪指着另一个帮派分子的头，威胁着要对他开枪。受到威胁的那个年轻人刚在学校参加了我的研讨会，当时他一直在谈论一个奇迹，并希望他的同伴也能体验那个奇迹。但他们却已经听到想吐，压根儿不想再听了。

在那个研讨会上，他忆起自己真实的本性，也跟他的帮派成员分享他得到的天启，但他们却觉得受到他信息的威胁，因为这一切听起来实在太简单，而且也太容易、太像恶作剧了。

你知道吗？在梦里这位年轻的帮派分子参加的那场研讨会上，他走上台，然后朝我的腹部开枪。我倒在地上，血液一直往外流，我请人把这个年轻人带到我身边，然后拥抱他，在他耳边轻声说："请原谅，我爱你。"我用我生命中所有的爱去拥抱他，然后在他的臂弯中死去。那一瞬间，这个年轻人接收到了这个信息。当他抱着我死去的躯体时，他含着泪水，带着啜泣声轻轻地对我说："请原谅，我爱你。"刹那间，元神又回到我的身体，我俩都被一道美丽的金色光芒环绕，现场的每个人，甚至周围几公里外的人都能感受到我们共同激发的爱的力量。

当人们觉察到波及的爱的能量时，它变得越来越强大，波及得越来越远。但不是每个人都愿意感受这份爱的能量，那个拿枪指着自己兄弟的年轻帮派分子就不愿意接受这份爱。已获得救赎的那位年轻人对他说："请原谅，我爱你。"然后拥抱他、爱他，就像他正爱着、拥抱着自己内在最黑暗的部分一样。

接下来奇迹发生了：他俩都被象征着爱的能量的金色光芒充满。那个年轻人慢慢地觉察并接收了这份发送给他的能量。当他接收到，他向对方说："请原谅，我爱你，兄弟，请原谅。"

你猜接下来会怎样？

他俩被一个由爱的能量所形成的美丽的黄金球所充满。金球越变越大，当它充满整个房间，波及每位帮派成员时，所有人都觉察并接收到了这份爱，然后这金色的爱的能量流向街道，向四周很远很远处流去。而当其他人也觉察到了时，他们便将这金色的爱的能量再次传送出去，于是它变得更大，波及得更远、更广，直到整个地球都充满了爱。

这是黄金时代，是爱的时代。这也就是为什么我们会被赐予"荷欧波诺波诺"这个礼物的原因，它为了让我们想起我们是谁，想起我们真实的本性就是去爱，而我们都希望被爱。

这是个很美丽的梦，不是吗？"荷欧波诺波诺"的故事可以拍成一部很美的电影。我想起《把爱传出去》这部电影，以及它对这个世界所产生的影响。这个世界已经准备要接受"荷欧波诺波诺"了。

＝＝＝＝

从乔·维泰利的"超越彰显"周末活动回来的头七天里，我的生活发生了数不清的奇迹。我像海绵一样吸收所有的能量、课程及信息，而各种成果以闪电般的速度显化出来。

其中的几个具体成果如：新的客户向我涌来；新的合约凭空出现；数不清的合资企业跟我接触；订阅我的商业电子邮件的人增加了三倍（到我写这篇文章为止）；我受邀参加好几个活动，我简直跟不上所有这些从天而降、不可思议的变化。

你想啊，三个月前，我在自己工作的领域还默默无闻。

而这一切都毫不费力地发生，我甚至没有付出什么真正的努力，一切丰盛都是自然而然、毫不费力地流向我。现在每当灵感出现，我会马上采取行动，结果总会令我叹服。

我常常使用"荷欧波诺波诺"的"橡皮擦法"来使我的事业以指数级增长，我一直持续回到空白状态，清理、清理，再清理，因此我迫不及待想看到接下来又会创造出什么。

乔和修·蓝博士，谢谢你们！

永远感恩

艾米·斯科特·格兰特

＝＝＝＝

乔伊斯·麦基写道：

去年，我担任了一个新角色：看护。母亲为了跟自己的女儿们住得近一点，离开住了许多年的家，部分原因是我们在生活中也碰到了一些挫折。在那之后没多久，我们家刚毅的、一辈子坚定如山的女家长被诊断出罹患郁血性心脏衰竭和小细胞肺癌。她选择与自己的女儿们共度剩余时光，决定不在88岁这样的年龄寻求癌症治疗，所以医生告诉我们，她的日子不多了。

去年5月，我参加了乔·维泰利的"超越彰显"周末活动，并在那里得知修·蓝博士这个人和他的"荷欧波诺波诺"疗法，这引起我极大的兴趣。修·蓝博士向内在清理自己，并治好患有精神疾病的罪犯的神奇事迹，对我影响极大。

宇宙是如此慈悲，总在学生准备好的时候为他们提供老师。时机很完美，因为那个周末我主要的疑问是：我该如何帮助我母亲度过她临终的日子？

我当时愿意站在宇宙面前，向它承认我对我的人生负百分之百的责任，这其中也包括对我母亲。所以我开始用自己学到的方法，进入自己的内在，持续不断地清理，再清理。

这对母亲和我产生了简单却绝妙的影响。我母亲一直保持意识清醒，没有痛苦，而且直到最后一刻都能照顾她自己。没错，当她需要疗养院提供的药时是有一些小风波，但她依然可以在家舒适地处理这些状况，而不用赶去医院。这些时刻都是死亡这个过渡期的训练，让我们有时间准备好面对母亲前往彼岸的最后时刻。

而最棒的礼物是母亲的生命进入"延长期",她比预期多活了许多时日。每天早晨,她都会惊喜地醒来,然后跟我打招呼,开朗地说:"没想到吧,我又多活了一天!"因此我们有时间用言语来表达对彼此的爱,也有时间共同享受悠闲的时光,更有时间好好准备她的"过渡期",而与此同时,我也体验到了对母亲离开我们这个过程的无惧。她知道她将会去哪里,我也知道。当我们碰到那些呼吸困难的紧张时刻时,我们看到了神的恩典,没有任何恐惧。这是多棒的礼物啊!

"荷欧波诺波诺"练习,加上我的祈祷,改变了我面对生命的方式。当时那种被力量充满的经验,实在太令人惊奇了,现在我依然感受得到。知道我不只对自己的人生,也对其他人的生命扮演着主动的角色,让我时时刻刻、持续地追寻万事万物的源头。

另一篇:

2006 年 5 月参加"超越彰显"周末活动时,我在情绪和财务方面都感到很痛苦,我与一家市值数十亿美元的石油公司谈一份价值 120 万美元的合约,由于石油公司内部的诸多问题导致谈判破裂。

在回家的路上,以及接下来的几天里我一直在说:"我爱你，对不起，请原谅，谢谢你。"到家后的几天，我开始感到虚弱，又打喷嚏又咳嗽。我知道这是身体在进行释放。

之后不久，我与一位营销专家谈论事情。在谈话中，我感觉到身体里突然发生了微妙的转变，我对石油公司事件的认知也随之转变。那位营销专家只是问我，为了减轻工作上的痛苦，单一客户一年里曾付给我的最高金额是多少。

我告诉他是 60 万美元，然后他说："温迪，你做到了。单凭这一点，你就可以做标王了，有多少人可以声称自己能做到这一步啊？"那一瞬间，我突然看到所有好的一面，而非只是看到坏的一面。与其只关注别人未付给我的 20 万美元，我不如在别人已付给我的 60 万美元中看到价值。

我发现专注于积极层面能点燃我的热情，而且这会立即激发我的很多灵感。心灯点亮，我对发生在自己内在的某种巨大的东西心感敬畏。这就像有光围绕着我及身边的一切。

有两年的时间里，我一直像个受害者，对那家公司里的人的所作所为感到愤怒，但转瞬之间，我对他们也心存感激。

之后不久，我的左腿开始疼痛，我不知道发生了什么事。我试过所有方法：按摩、伸展、泡热水澡。然后我去看一位中医，他解读了我的身体信号，跟我说我一直承受着巨大的压力，而那个疼痛与我的胆经有关——怒伤肝胆。

这是能量阻塞引起的疼痛。于是，我接受了四个能量疗程，以释放瘀滞的愤怒，之后疼痛就不见了。

我的身体一直囤积着我对那家大石油公司的愤怒，而当我的认知改变，愤怒也准备好要被释放出来后，它被卡住了。

这次体验的几个月后，我发现那家石油公司负责和我联络的人，也是中止合约的那个人，因为拒绝再伤害另一个人而辞职了。那个部门被解散，而当初由我提供的服务现在由另一个部门接手。

这个能量清理为我清出了一条道路，我完成了自己的电子书，我的新网站也上了线。电子书的出版创造了我之前从没想过的机会。

教大众如何消除电脑工作带来的疼痛，一直是我的梦想。有三个著名的网站（到目前为止）给了我担任驻站人体工程学家的机会，我在这些网站上解答跟人类工程学有关的问题，还可以在上面宣传我的电子书、服务和其他项目。

一家中等规模的公司打电话给我，请我去教他们的员工如何消除疼痛。这份合约量小且短暂，让我仍有时间发展所有持续涌现的新灵感。

此外，我现在还是认证的吸引力法则讲师。

在那个周末过后不久所发生的突破，我敢肯定绝对与"荷欧波诺波诺"有关。它帮助我除了旧迎到新，就是这样。

温迪·扬

= = = =

另一个故事：

作为一个"主张干预"的人，我帮助客户消除或穿越的最大障碍，就是他们的心理游戏。在詹姆斯·雷德菲尔德写的《塞莱斯廷预言》里，"控制游戏"被定义为："我们一定要勇敢面对我们控制别人的特定方式。记住，第四个觉悟揭示了人类总是感到能量不足，总是企图控制彼此，以获得流动在人与人之间的能量。"将这一观念纳入强化的干预模型里，可以在客户被目的或结果分心的情况下，为我的疗愈技巧提供一些直觉。

乔·维泰利是第一个将"荷欧波诺波诺"介绍给我的人，尽管他可能并不真正懂它。所以一方面我有心理游戏或控制游戏的概念，而身为一个"主张干预"的人，我需要一个调和这两者的工具，不仅能了解我的客户，也能帮助客户充分恢复运用其资源的能力。

在维泰利博士带领我进入修·蓝博士的世界之前，我尚未架构好我的平衡工具，而"回归到零"正是我需要的工具。在西方世界，尤其是在美国，我们的主流文化，以及它所传递的普遍信息都是要使我们远离自心，去追求这个疯狂消费世界所提供的华而不实的瞬间满足感。用"从零到六十"来定义一种沉溺于消费世界的情绪变化再合适不过了。

"荷欧波诺波诺"让我懂得,疗愈和真正的满足来自"从六十到零"。很多形而上学里都包括了"抽离"的概念,但这在我看来并不是一个完整或完美的观念。在某些情况里,尝试做到完美的抽离,只会显得愚蠢。但现在有了"回归到零"的概念,我真的领会了抽离的动力,也知道如何到达那个境界了。

自从在俯瞰科罗拉多河的凯悦酒店顶楼有幸与修·蓝博士碰面后,已经过去10个月了,我和家人的生命都发生了转化。我父母和岳父母的行为模式突然有了很大的改变,同时他们发现自己实现了自身的梦想。岳父母买下一栋价值50万美元的房子,准备退休养老用,那是我去过的最宁静的地方之一(距乔的家仅仅有一段路的距离)。我母亲努力克服身体与情绪上的障碍,结果她又结婚了,而且对这段黄昏恋感到很兴奋。我突然有了笔收入,让我终于可以离开对我的成长或发挥才能没有任何贡献的领域。我父亲(72岁)终于挣脱了一个"收入的枷锁",让他不必每六个星期就要从休斯敦到阿拉斯加的普拉德霍湾(世界上最北边的五个城镇之一)往返一次。我的一位老朋友彻底改变了他的生活方式,来到奥斯汀发展自己的公司,过着全然不同以往的生活。我的小舅子终于搬进了属于自己的家,而我的小姨子和她的先生也从郊区搬进了他们梦想中的房子。我那刚上高中的干侄女在黄金时段的电视剧里出演了角色,而且被提名为舞会皇后,而她母亲则刚有了一辈子最好的赚钱机会。这一切都开始于 2006 年 2 月我第一次听到"荷欧波诺波诺"时，之后陆续开花结果。突然间，在度过了 17 年严肃又枯燥的日子后，我的生活再次变得多彩而又有趣。

生活是一种习惯，所以我一直在培养一个美好生活的习惯。

我并不是"荷欧波诺波诺"的专家，对我来说它还是很新的东西，我也无法预料它会将我的人生带往何处。我感恩维泰利博士在几个月前通过修·蓝博士的演讲打开了"荷欧波诺波诺"的世界。无论是在私人生活还是工作领域，到达零的状态、负百分之百的责任、忏悔和宽恕都是强有力的方式，对我的人生也带来强有力的影响。谢谢你，乔，也谢谢你，修·蓝博士。

布鲁斯·伯恩斯

= = = =

亲爱的乔：

非常非常感谢你把修·蓝博士邀请到奥斯汀。那个课程真的很棒，让我对生命以及宇宙法则是如何主宰我们的健康和快乐充满了新的认知。请允许我稍微解释一下。

首先我想说，我显然不是"荷欧波诺波诺"疗法的专家。所以如果我写了太多已经被分享过的东西，还请见谅，毕竟这只是我一晚上的经历。

修·蓝博士谈了许多我很关心的话题，例如，前往零的境地。事实上，这似乎也是"荷欧波诺波诺"的核心。身为一个有着多年经验的武术师，我认为这个清理和清空心智（前往零）的能力，是人类有史以来最伟大的礼物之一。

修·蓝博士提醒我们，以开放的状态生活，清理内在的反应，以及前往零极限是非常重要的事。我完全同意他对生命的观点，也对自己能在这个星球上遇见另一个能分享我所钟爱的真理的人，感到非常激动。

在气功的练习里（内在武术能量练习），有一种特别的呼吸方式能让我们身体的内在能量循环。古代的武术大师发现，我们的身体运行遵循着某种宇宙法则，而当我们学会以一种循环的方式来移动内在能量后，我们就可以获得更高层次的健康，并显著地提升我们的意识。这个过程通常被称为"小周天"。

（简单解释一下：我们吸气，并引导呼吸中的生命能量由身体正面往下，进入下腹部的区域，也就是丹田。接下来，我们再引导那个能量由脊椎往上，最后绕回到身体正面。这个不间断的过程在我们的能量体里创造了一个"小周天"，能提升我们的健康与意识。）

当修·蓝博士用一个图表来解释"荷欧波诺波诺"，并说明人与人之间的沟通与意识最好是以循环的方式流动时，我马上意识到它与"小周天"的相似性。事实上，了解到宇宙以一种之前我不曾理解的方式循环运行，让我异常兴奋。

通过他画的图，我终于了解了大多时候我们是如何试着跟人以双向、线性的方式连接。我们彼此交谈、争论、谈判、用手指着对方，等等，这些都是在水平方向上发生的。

然而，我发现如果我们以一种全然不同的方向运动，我们就能创造出最大的改变，并与他人产生最深刻的连接——那个方向就是一个圆。对我来说，修·蓝博士的图说明，通过前往零，也就是到心智的意识层面之下，我们放下对自己感知到的事物的反应和执着，然后我们开始向上抵达超意识状态，并最终进入神性的觉知。神性能传送给我们清明，而且将充满爱的意念传送给另一个人，基本上就是从他们意识的后门溜进去，让他们得到纯粹、没有被渲染的连接。

我所能说的是，这比任何其他方法都有效。举例来说，上星期我参加了一个商业会议，坐在桌子对面的人提出了一些我最初觉得不公平且自私的要求。我发觉自己因为他而紧绷起来，然后我就想起了那张图，以及往圆的方向移动的好处，于是我决定不再争斗，放下那种紧绷的感觉。

首先，我连接自己的呼吸，然后前往零的状态。我感觉到觉知在我的内在升起（就像我之前描述过的气功练习），然后我的想法立刻改变了。如果当时我把内在的感受说出来，那会是："我爱你，也支持你，请原谅我对你的刁难。我该如何帮助你，让你有安全感，也让我们俩都得到我们想要的呢？"

接着，神奇的事发生了，我的朋友（我已经不把对方看作敌人或威胁）开始改变，变得更开放、更包容，好像他已经不再因某种内心的冲突而挣扎了一样。在 15 分钟内，我们甚至找到了可以解决之前两难处境的方案，一个对我们双方来说都很完美的答案——那也是一个在我之前的心智状态下绝对想不到的答案。

一旦你发现生命的奥秘，你会看到万事万物是如何连接的，一切都来自宇宙的法则，而其中一个法则就是圆。我记得你在《秘密》这部影片里说过："宇宙喜欢快。"

我要加上一句："宇宙也喜欢圆。"当你知道圆要去的方向时，生命必定会流动得更加顺畅。

所以我要再次谢谢你，乔。修·蓝博士的那张"荷欧波诺波诺"说明图真的很有用。这张图，给了我深刻的洞察力和最棒的工具，让我可以察觉到我在强迫，而非放手，让能我从零状态去回应各种状况。

温暖的

尼克·崔斯坦·特拉斯科特

＝ ＝ ＝ ＝

自从参加了 5 月的"超越彰显"周末活动后，每天我都会说："我爱你，对不起，请原谅，谢谢你。"

没有太多可以明显看到、记录或值得欢呼的改变，因为我现在已然拥有非常美妙的生活了。

当然，我希望我拥有巨大的财富，让我可以随时去探访我在昆士兰的女儿和家人、在巴黎的弟弟，还可以实现我丈夫的梦想，与他一同搭火车旅行。我也希望我的小说可以带给全世界的读者快乐。但这些跟我现在所拥有的比起来，都是次要的礼物。

那些无形的改变才是惊人的。当我说"对不起"时，我真实地感受到我要对当下意识中的所有事物负责，我再也无法把自己跟反对我的人分开。

我从来不曾感受过如此紧密的连接。

举例来说，我对自己在伊拉克的所作所为感到歉疚。尽管我讨厌打电话，但还是会打电话到全国各地，只为能改变我在伊拉克的所作所为。这能帮我自我疗愈。

因为我觉得被宽恕了，所以我很感激。

鹿谷路的停电

傍晚——突然一片寂静

电器的嗡鸣声不见了

像人闭嘴了

我像带电般活着

所有的房间

所有的房子都没了电

街头巷尾

都没有恢复的消息

我们泡了个热水澡

在户外享用红酒与奶酪

低声细语聊天

抬头看星星

难得的、奢侈的

鹿谷路的停电

在加州的亚罗格兰德市

不同于水牛城或巴格达的停电

全脑作家　伊夫林·科尔

自从我跟修·蓝博士和维泰利博士学了"荷欧波诺波诺"后，我发觉自己要做的就是不断地清理。当我清理并回到零状态时，事情就会进行得很顺利。我现在遵照修·蓝博士的教诲不断地清理，不断地回到零。

我曾带一个同事去跟修·蓝博士和维泰利博士见面，后来我们发现彼此有好多共同点，所以当天晚上我们就去约会了。八个月后，我们爱意甚浓。其中的关键是跟志趣相投的人在一起，然后去宽恕并转化。修·蓝博士、维泰利博士，谢谢你们把"荷欧波诺波诺"带给更多人。也谢谢那个完美的聚会，让我遇见一生的挚爱。

克里斯·"丰盛的人"·斯图尔特

＝＝＝＝

随演出到处奔波了好几个月后，开车前往奥斯汀的感觉就像在度假，其意义远超过在巡回演讲中得到 24 个小时的休息。那天晚上是个重要的、值得回想的时刻，甚至在维泰利博士开始主持晚宴前，就已重构了我的实相。

我上一次听伊贺列卡拉·修·蓝博士的"荷欧波诺波诺"演讲已经是一年半前的事了。虽然我从未见过维泰利博士，但我很感谢他将伊贺列卡拉带到一个我开车可达的地方，让我也可以成为奥斯汀活动的一分子。

前往奥斯汀的途中，窗外不停变换的风景和得州小镇的风光快速掠过，之前的"荷欧波诺波诺"演讲的记忆也浮现在我眼前，已遗忘的事再次出现在我的脑海。我已经听过很多次伊贺列卡拉的演讲，回想起第一次，当他以夏威夷语念出开场的祈祷词时，一阵战栗滑下我的背脊。我想起第一次接受"荷欧波诺波诺"培训后，自己在两星期内就得到一本书的合约。实际上，我只是出现在一个出版社的展览会上，谈了一会儿话，并留下了名片。两天之后，一家出版社打电话给我，希望我对他们正在做的一本书提供一些意见，月底我就拿到了合约。

离奥斯汀越来越近，我也回想起六个月前，一位在蒙特利尔的兽医告诉我一个坏消息：我的宝贝猫咪玛雅得了肠道淋巴瘤。它能否活到我去诊所接它回来都是问题。玛雅出院时，兽医觉得运气好的话，我还可以有几个星期跟它"好好道别"。我联络了伊贺列卡拉，请他帮我进行特别的清理，不管我对这个可爱的小东西承载了什么（错误记忆），我都希望能将其清除掉。结果从玛雅被诊断出患有肠道淋巴瘤到现在，已过了一年又三个月。而今在经过好几个月、几千公里的路程以后，它还在跟我一起到处巡游，我已经无法想象自己以前准备好面对它随时会离去的情景了。

在奥斯汀再次见到伊贺列卡拉，就像从水底冲出水面——那是一种类似"回到世界"的感受。然而这也是在我潜心研究佛教、爱尔兰灵性传承、传统精神疗法、梦境解析（这我很拿手）、能量工作，甚至巫术的 25 年以来，让我马上就沉迷其中的最深刻的生命转变练习。

终于抵达奥斯汀，再次与"荷欧波诺波诺"面对面。这是一种清理心田的哲学或传承。我之前努力研习的各种练习、步骤和无止境的分析活动都被清除掉了，这些都是为了了解、修正自己，让自己过该过的生活。我承认，有一部分的我很想跳进那些没接触过"荷欧波诺波诺"的人群里面，告诉他们：

"我已经尝试过了。"我开始清理，而那个无端的记忆也不见了。

那天晚上，在维泰利博士介绍伊贺列卡拉之前，有个启示像闪电一样击中了我，我不得不从椅子上跳起来，忍住眼泪，跑去洗手间。那个当下，在奥斯汀一个可以眺望市区地平线的房间里，"荷欧波诺波诺"包围了我，让我拥有了短暂的清明，我知道无论如何我都不想再做巡回演讲了。六个星期后，我和猫咪玛雅正在前往洛杉矶的路上，去向我们在托潘加峡谷的新家——那个房子出现的时机也刚刚好，因为原本要租那个房子的人突然不租了。

七个月后，就在上个星期，当我又在另一个重大改变的边缘摇摆时，我读到伊贺列卡拉写的一句话："零是家。"于是我用我早已知道的方式清理，并从另一种生活的边缘走下来，而现在我可以说，我没有从边缘坠落下来。

谢谢你给我这个机会，让我分享 2 月份的奥斯汀之旅中浮现的跟"荷欧波诺波诺"有关的改变、启示和想法。

大我的平静

伊丽莎白·凯·麦考尔

= = = =

在学习并运用"荷欧波诺波诺"疗法以前，我正经历人生中的诸多困境：丈夫不相信我有能力开展一个有前途的事业；另外，在追求更大的梦想与目标的过程中，我感觉特别孤单。

在向乔学习"荷欧波诺波诺"的那个周末里，我遇到一位年轻女性，她跟我有相似的兴趣和目标，于是我们一拍即合，决定联手进行一项商业投资。这个投资极度成功，让我的事业在两个月之内由起伏不定变成蒸蒸日上，所以我们开始计划下一个项目。我觉得我们像是已经认识多年的闺蜜，而非才认识几个月。但最棒、也是最显著的改变甚至在我的事业腾飞之前就发生了——我跟丈夫的关系在短短几周内就改变了。每当我在和丈夫的关系上感到不愉快时，就用这个方法，然后突然间，我丈夫开始重读我的电子书、问我问题，并和我分享他的经验。他在工作中得到重用，也恢复了自尊心和对自己的爱，这些对我们的关系也发生了积极的影响。

我对自己，以及在我面前展开的事物有着不可动摇的信任和自信，自始至终我只是每天花几分钟实践这个简单的方法而已。

谢谢你！

凯利·金

《红热卧室》作者、"喜悦空间"创办人

= = = =

"荷欧波诺波诺"穿越时空回到过去

我极其热爱动物。

我不只在乎、担心自己养的动物，我爱所有的动物。

几年前，朋友告诉我有个"动物救援网站"。你只要登录这个网站，点击"给饿了的动物喂食"按钮，就可以向庇护所里的动物赞助食物。每点击一次，网站的赞助商就会提供0.6碗的食物给饥饿的动物。一天只要点击一次，你就能为那些动物的生存现状带来实际上的改变。过去的五年里，我每天都登录这个网站，没有一天例外。

一个星期六的早上，我正在查看电子邮件，然后照例去动物救援网站点击，以帮助动物。我为自己对这个世界尽了一点个人力量而感到高兴。无意中我注意到一张由该网站其中一家赞助商贴出的照片。

那是一只被关在笼子里的动物尝试咬开栅栏逃出来的照片。它看起来病恹恹的，骨瘦如柴，它全身蓬松的毛都掩盖不了它的痛苦。事实上，它看起来像是被残酷地折磨过，我甚至看不出这是什么动物。是熊？浣熊？我真的看不出来。说真的，我并不想看得更仔细，因为我的恐惧告诉我，这只会提醒自己世界上的痛苦那么多，我能做的却很有限。然而，我不愿意只是为了感觉好过一些而逃避它。

我感到自己内心有股强烈的感觉要去介入这种状况。我能听到那只动物在呼唤我，叫我醒来，求我关注。当我看得更仔细时，我惊恐地发现那是一头被捕捉的、用来抽取胆汁的熊，它已经被关在笼子里几十年了，像这样的熊还有很多。

来自维基百科的介绍为：为了方便"抽取"胆汁，熊被关在比它们身体稍大一点的笼子里。肝脏分泌完胆汁后，经由肝管把胆汁储存在胆囊里，而胆汁就是通过从熊的腹部切到胆囊的开口抽取出来的。有一条管子插入这个切口以取出胆汁，或者用一根不锈钢棍子硬插入胆囊，使胆汁流到下面的盆子里。每头熊每天会被取两次胆汁，每次 10 毫升到 20 毫升。根据世界动物保护协会的报告，在抽取胆汁时，调查人员发现熊会哀嚎、用头去撞笼子，还会咬自己的爪子，其死亡率是 50% 到 60%。过了几年后，当这些熊不再分泌胆汁时，它们会被移到另一个笼子，然后不是让它们活活饿死，就是把它们杀了取熊掌或熊胆，因为熊掌被认为是一种佳肴。

我立刻感觉胃在翻腾，也条件反射似的想宣泄我对这些无知盗猎者的愤怒。我"动用"所有的教养来提醒自己："羞辱与责怪永远无法改变一个人。幸亏有维泰利博士和修·蓝博士，现在我有了更好的法宝可以运用，即'荷欧波诺波诺'。"

我开始念诵："对不起，请原谅，谢谢你，我爱你。"当我一次次重复这个祈祷文，我脑海中出现了那些对熊施暴的人心中被爱、理解和慈悲填满的情形。我看见他们因为被我传送的信息穿过而灵光乍现，接触到了自己的觉知。当他们的意识被提升，了解到他们手上的血腥无法怪罪任何人，只能怪罪他们自己，我想象他们极度痛苦地跪下来，恳求神和熊赐予他们慈悲与宽恕，宽恕他们对这些美好的生物造成如此巨大的折磨与痛苦。接着，我看见他们释放了所有的熊，给它们迫切需要的药物、照顾和治疗。最后，让这些熊重获自由。

很多人都不知道（就像我之前也不知道一样），使用熊胆汁已经有几百年的历史了，目前是被用在红酒、洗发精和药物里。这个悲剧背后的巨大负担不只包括疗愈当下这一刻，我的清理工作需要跨越很长的时间，直到能回到过去，因为那里也有几百年的伤痛需要被疗愈。

我沉迷其中，那天足足有好几个小时，我无法专注在其他事情上，只是一直重复说："对不起，请原谅，谢谢你，我爱你。"

这个全球性的痛苦所带来的沉重无法逃避，也不能被否认。我因为痛苦的感受而筋疲力尽。我觉得悲伤，仿佛我是捕猎那些熊并亲手将它们锁进牢笼里的元凶。

每星期总会有一天，我和丈夫会抽出时间去"约会"，这天他找我去看电影，可我正处于极度的痛苦中，一点也不想出门，但是我知道如果我说"不了，谢谢，我真的没心情去，我很担心那些熊"，那会很不合情理。

于是，我答应跟他出门，但在心里断续进行清理。我们去看布鲁斯·威利斯主演的《勇闯16街区》，当时我完全没想到这部电影的主题与我的感受是完全契合的，电影里强调的信息就是"人类可以改变"。

整个看电影的过程中，我都在实践"荷欧波诺波诺"。在其中的一幕，我注意到背景里有一辆巴士，车身的广告上放了一张泰迪熊的图片，熊的下面写着"送出爱"。

我过去接受的培训会告诉我这是"幻想"，但我现在学到的教导会说："继续做你正在做的，你此刻就在正确的轨道上！"这是宇宙对我们说话的方式吗？我相信是。

这其实是给我的另一个提醒。那些迫害熊的人并不需要我的愤怒去改变他们，他们需要的只是我的爱。熊需要我的爱，这个世界需要我们的爱。爱可以改变任何人，没有例外。如果我们追求的是没有伪装的疗愈及永久的改变，那么把爱传送到一个危险、丑陋或暴虐的情境，是我们唯一能做的。这并不总是一件简单的事，但答案永远都是"爱"。

当我从过度警觉的状态平静下来，天色也渐渐变暗时，稍早之前的那些恶心、焦虑、愧疚、痛苦和悲伤的感觉终于开始减退。不过在这一天剩下的时间里我还是继续实践"荷欧波诺波诺"，直到入睡。

不久之后，有一天我经过电视机前，听到新闻主播正在播报最近一场救援熊的行动。我心里知道这则信息是给我的——这证实了我们真的可以在世界的任何一个角落造成其他地方实际上的改变，无论我们身在何处都是如此，甚至是在电影院吃着爆米花看电影的时候也可以。

谢谢你们，维泰利博士和修·蓝博士，以及所有在你们之前把"荷欧波诺波诺"的信息带进我们生命里的人，它让我们醒悟，并让我们知道自己有疗愈世界并改变世界的力量。

让我们永远铭记：

不再伤害，

爱一切事，

爱所有人。

"荷欧波诺波诺"可以穿越时间……

苏珊娜·伯恩斯

你不是因为神性需要而对神性说"请原谅",你是说给自己听。

——伊贺列卡拉·修·蓝博士

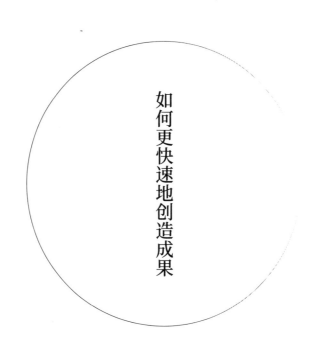

第九章

如何更快速地创造成果

　　尽管前一章有那么多的见证，我还是很疑惑。我问修·蓝博士为什么我不能立即看到归零的结果。他说："如果你能看到清理自己和别人清理的结果，你会心存敬畏，而且你会更愿意清理下去。你把整个世界的错误装进自己的脑袋，我也同样如此。"莎士比亚有着惊人的洞察力，他说："可怜的灵魂，万恶身躯的中心，被围攻你的叛逆势力所俘虏……"（《十四行诗》第146首）

　　莎士比亚提到理性（或说理智）会让人发疯、混乱、糊涂：

　　无端地追求，可是一到手，

　　又无端厌恶，像是那钓饵，

　　专为引上钩者发狂……

　　　　　　　　　　　　——《十四行诗》第129首

　　莎士比亚提到记忆存在的问题：

我唤起往事的种种记忆，

有着甜蜜而静谧的思绪，

为命中诸多的缺陷叹息，

旧恨新仇重新蹉跎时光；

……

我为往昔的惆怅惆怅，

为过去的痛苦而痛苦，

悲伤的过往遗憾的旧账啊，

是还也还不完的账。

——《十四行诗》第 30 首

莫娜说，神性给予生命作为礼物，而生命的意义在于：

清理、清理、清理，找到自己的香格里拉。在哪里？在你心里。

莎士比亚和莫娜是神性的信差，教给我们存在的洞见。

我思想如此开放，可还是不明白修·蓝博士讲的要点是什么，但是我努力听着。我记得自己以前在书里写过一句话：困惑是清晰前的美妙状态。

现在，我正处在这种"美妙状态"中。

很多治疗师来找修·蓝博士，抱怨说他们觉得身体不舒服或感觉无力帮助他人，这些我都能理解。于是，我启动了一个奇迹教练计划。我希望我的教练们能明白疗愈别人的前提是疗愈自己。别人已经够完好了。修·蓝博士通过一封电子邮件解释道：

上周在加州卡拉巴萨市的"荷欧波诺波诺"大我意识疗法工作坊，一名学员在我讲课时，突然大哭起来。

"天哪，我现在终于知道为什么我治疗来访者时肚子不舒服。我无意识地承担了他们的伤痛，原本可以不用这样，我可以清理这些伤痛的。"

这位学员领悟到了很多治疗师们不明白的事：来访者是完好的。来访者不是问题，治疗师也不是问题，问题是莎士比亚讲的"旧恨新仇重新蹉跎时光"。

错误的记忆在潜意识中重复播放。治疗师和来访者在潜意识里共享这部分。

"荷欧波诺波诺"大我意识疗法是一个解决问题的过程，包含了忏悔、原谅和转变，每个人都可以用于自身。它是一个祈请神性将我们潜意识中的错误记忆清理归零的过程。

它如影随形。潜意识里的错误记忆导致问题重复出现，成为你、你儿子或是任何人的负担。我们的意识或理性对此一无所知。

在这种情况下，"荷欧波诺波诺"帮助人们请求神性把潜意识里面的各种各样的情绪清理和归零。

还有一点需要说明，期望和意念对神性毫无作用，神性只按照自己的方式和时机行事。

我还是不太理解这些说明，而我却感受到了念诵"我爱你"的力量，这是绝对有益的。说"我爱你"能有什么坏处呢？没有，绝对是零坏处。

修·蓝博士曾经说过："打开神性财富的闸门首先需要清理和归零记忆。只要潜意识中还存有记忆（阻碍/限制），他们便阻碍神性满足你'每天的饮食'。"

我开始觉得"我爱你"这个清理、净化、归零的方法需要共享给全世界。我已经看到它的价值，我和我的一位合伙人帕特·拜恩讨论推出一套特别的有声产品，他很快同意了。他负责写曲子，我负责录制四句话，同时还写了相关文案。

网站和有声产品很快成为我们的畅销产品。更令人欣慰的是它帮人们了解到了这个简单的归零技术。想象一下成千上万人齐声说"我爱你"的壮观场面。

马克·赖恩也加入了，和我一起用修·蓝博士的洞见来创造产品。

马克和我制作了一张潜意识DVD。它的初衷是让转变自然而然地发生，你只需要把 DVD 放入光驱，坐下来观看就好了。你将听到我或马克的故事，还有些原创的音乐，你会看到美丽的景色，沙滩、白云，等等。而潜意识在你不经意间接受了屏幕上闪现的信息。这些信息像是发给潜意识的电报，帮助你清理所有的愤怒和怨恨，让你感觉到爱。这张 DVD 的目的就是帮助人们去宽恕和爱。

这张 DVD 可以帮助人们清理内心的障碍，随着清理和归零，他们更能体验到零极限的极乐状态。

我发现随着持续清理，创意会一直不断涌现，我将其称为灵感营销。过去，我会组合现有的资源和思想来创造新产品。现在，只需允许点子冒出来，这样做更有力量，也更没压力。我需要做的就是在创意出现时去执行它。这就是为什么帕特和我录了"我爱你"的录音，也是我和马克制作 DVD 的原因。点子出现在脑中，我采取了行动。

如果你停下来思考这些启示，你会由衷地感到敬畏。我想说的是不断归零比任何事都重要。随着归零，创意不断涌现。有些点子会让你变得非常非常富有。

修·蓝博士提供了许多他自创的、不间断清理的方法。一天，他获得天启，收到一个标志，如图：

他把标志印在名片上，做贴纸和胸牌。Ceeport 的含义是：

清理、清理、清理，回到零状态的港口。

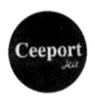

　　现在，由于我十分信服清理和归零是获得最快结果的唯一方法，我戴了两个胸牌。我还把带标志的贴纸贴在所有物品上，我的汽车、电脑、钱包、健身器材，等等。要是不怕别人笑话，我还想在脑门儿上也贴一张，当然我还可以把它文在身上。

　　一天，修·蓝博士来我家和我讨论本书的内容，我给他看我的新名片。朋友给我和新车拍了张照片，我靠着那辆2005年产的帕诺兹超级跑车，它是亚特兰大手工打造的欧式风格的豪华跑车。我知道照片上的我看上去很自信，甚至有点炫富的样子，但是我不明白这张照片还有多大的力量。

　　"这是个归零工具！"修·蓝博士看完后说，"你可以通过挥舞名片来清理任何人、事、物，包括你自己。"

　　不管他说的对不对，我对名片感觉更加满意，更愿意分发给人们。我不时用名片在身前挥舞一下，清理周围的负面信息。修·蓝博士看后笑了起来。

　　修·蓝博士说帕诺兹公司的标志也是一个归零工具，它是

136

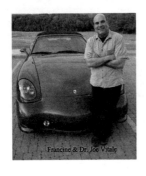

Francine & Dr. Joe Vitale

乔·维泰利

一个具有独创性的徽章，上面有旋涡状的阴阳图案和幸运草。他盯着鲜红、白色和蓝色，以及绿色三叶草组成的图形说，这个标志是个强有力的清理工具。我钟爱自己的帕诺兹跑车，想到手扶方向盘的时候，它还能帮助我清理，真是让我喜出望外。

更美妙的是名片上有车的照片，车上有帕诺兹的标志，这就意味着我的名片具有双倍的清理效果。

我确定有人听到这些会认为修·蓝博士脑子有问题。但是不管你是不是认为他疯了，我和很多人利用这些"疯狂的"名片或者贴纸之类的归零工具获得的效果是真实的。罗列这些效果对打消你的疑虑不起作用。毕竟，听到有人为了提高销售业绩，而在办公室里贴 Ceeport 标志，你可能觉得那有点傻或是一种迷信，或许有点安慰效果吧！信则灵嘛！要是信则灵的话，我愿继续信下去。

例如，你会在下一章读到销售员马文的故事，他打破了豪华汽车的销售纪录。他告诉我他"到处"都贴满了 Ceeport 贴纸。

"我把它们贴在办公室里、桌子下面、天花板上、电脑上、咖啡壶上、汽车底下、展示厅里、等候室里，等等。我都是花全价买来这些贴纸，我买了好几百个，然后到处都贴。"

或许是他的信念使清理工具产生了作用。

也或许是工具本身在起作用。

谁知道呢?

一位医生曾跟我讲："所有的药都含有药剂和安慰剂成分。"

如果我的名片是安慰剂的话，那比很多东西都便宜得多。

所以，如果有效果，就继续做下去。

清理、清理、清理。

我是"大我"！

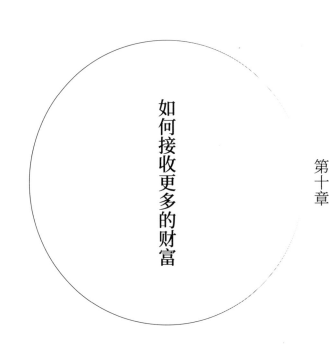

如何接收更多的财富

第十章

　　我和修·蓝博士举办的第二场研讨会跟第一场不大一样。虽然主题都跟清理、归零模式或记忆有关，但他讲课的方式更轻松，也更随性。开场时他举起一个棒球，问大家这种游戏的意义是什么？

　　"为了打出一个全垒。"有人回答道。

　　"为了赢。"另一个人说。

　　"为了让你盯着这个球。"我回答说。

　　"正确！"修·蓝博士以他特有的夏威夷口音回答，"为了赢或者打出一个全垒，你要始终盯着这个球。但是，你生命中的棒球又是什么呢？"

　　全场鸦雀无声。

　　"是呼吸。"有人答道。

　　"是此时此刻。"另一个人说。

　　修·蓝博士发现我们都没抓住要点，他便说出了答案。"生命中的棒球是神性，"他说，"你必须始终聚焦，回到零状态上。没有记忆，没有模式，就是零。"

清理、清理、清理。

你在此所能做的只有清理或者不清理。你可以选择所有你喜欢的，但是你无法决定自己是否能够得到它。要相信神性总会做出最适合你的安排。难道你比神性懂得更多？很难吧，所以请放下。

清理、清理、清理。

"我的意愿是与神性意志合一。"我跟修·蓝博士说。

"祝福你，乔。"

意愿是限制。你打算给自己找个前排的停车位，你意图要它，但神性却给了你一个一公里外的停车位。为什么呢？因为你需要更多的步行。放下吧。

清理、清理、清理。

我们跟修·蓝博士多待了两天，13个人待在同一个房间里，大家的焦点都放在问题是如何产生的。

"你们总是会有问题的。"修·蓝博士说。我虽然抗拒这句话，但还是把它写了下来。

清理、清理、清理。

"问题是记忆的重演，"修·蓝博士说，"记忆就是模式，它们不是你个人的，它们是全体共享的。释放记忆的方法就是传送爱给神性，神性聆听后，会在最恰当的时候以最恰当的方式回应。你可以选择，但你说了不算，神性说了算。"

我不明白。

清理、清理、清理。

一位来自菲律宾群岛、爱笑又乐观的小伙子马文，站起来分享自己是如何在一年之内卖出总价值1.5亿美元豪华汽车的，实际上他从不试图卖任何东西给任何人，他所做的仅仅是清理而已。

"我所做的就是整天重复'我爱你'，"他以特别的口音解释道，"在听别人说话的时候，我也在清理。我仅仅只是清理、清理、清理，一直清理。"

"你真的没有做过任何计划吗?"我怀疑地问道。我想至少他该盘算一下如何卖车吧，那可是他的本职工作呀。

"从来没有，"他回答道，"没有任何期待。我只是走出去工作并清理。"

清理、清理、清理。

我花了两天的时间，听那些和你我一样的普通人分享的归零故事。这些故事都那么不可思议。只要归零并说"我爱你"，接着世界就变了？就卖了更多的车？就赚到更多的钱？啊？

"你对此负有全部的责任，"修·蓝博士说，"它们都源自于你的内在，所有的都是，毫无例外。你必须对它们进行清理，不然它们就无法清净。"

对恐怖主义分子清理和归零？

清理、清理、清理。

对全球经济清理和归零？

清理、清理、清理。

对＿＿＿＿＿＿＿＿＿（清理对象）清理和归零？

清理、清理、清理。

"既然它是你内在的经验，就得由你来清理它。"修·蓝博士说。

休息期间，我抽空打了个电话回家，想知道妻子娜瑞莎和我们的宠物都在干什么，娜瑞莎惊喜地告诉我，她花了一天的时间给我准备了一个大大的惊喜。她有很多事要忙，似乎不太可能为我做些什么。

"是什么呢？"我问道。

"一个大大的惊喜！"娜瑞莎说。

"说吧。"

"你投胎一万次都别想猜出来。"她笑嘻嘻地说道。

"别让我猜了，我可不想投胎一万次。"

在告诉你之前，还是让我们多了解一下背景。娜瑞莎因为自己手头上有太多的事而倍感压力，情绪一直很低落。她正在为我们的一个客户制作视频，还设计了一款软件想要宣传。我不在家的时候，她还要打理房子，照顾家里的宠物。她很少有时间为自己做一天的规划，更别说去完成她的待办事项了。所以当她告诉我以下的内容时，我惊讶不已：

"我拆了你的衣橱，又把它组装好了。"

清理、清理、清理。

我震惊了。整理我的衣橱并不在她的待办事项清单上，也不在我的清单上。

"我把所有的衣服、衣架都拿了出来，换上新的衣架，又重新挂了回去，还把所有堆着的衣服都挂了起来。"

这给我的震惊就好比她拿出一张支票单让我填写 500 万美元一样，简直不可思议。

"你怎么会想起要做这些呢?"我问。

"我只是临时起意。"她答道。

真的是她想做这些? 可能吧，但是她没有时间啊。真是出人意料。

修·蓝博士说，你清理自己的记忆，之后出现的就是灵感。娜瑞莎大概就是受灵感启发而整理了我的衣橱，这是个"内在清理带来外在结果"的隐喻和证明。

你永远无法计划外在的结果。

再一次，你可以选择，但你说了不算。

之后，在修·蓝博士住的汽车旅馆里，他跟我像师徒一样坐着。不过，这次是他把我当师父。

"乔，你是神最初创造的十个之一。"

"真的?"

我被拍了马屁，但说实在的，我并不懂他在说什么。

"你来此的目的就是要唤醒人们内在的神性，"他说，"你写的东西具有催眠作用，那是你的天赋，不过还不止如此。"

"不止如此?"

清理、清理、清理。

"你是生意人中的 J 先生，"他说，"你知道那是什么吗?"

我一头雾水，并告诉他，我搞不懂他在说什么。

"你是生意人中的耶稣，"他说，"带来转变的使者。"

我一边听他说，一边想，这段对话我一定要保密，传出去没人会相信，连我自己都不信。

清理、清理、清理。

"我跟随莫娜时,"他回想起自己跟随老师的岁月,他已经教授最新的"荷欧波诺波诺"很多年了,"在前五年里,我认为她疯了。但是,之后的某一天这种想法突然消失了。"

修·蓝博士的谈话风格就是流畅、诗意和富有远见。他似乎是同时运用他的左脑和右脑,而不像我们不是在用左脑就是在用右脑。他从我是商业的救主谈到了莫娜,这种特别的方式非常具有催眠性,我被牢牢吸引住了。我想知道更多。

"你的头上有一个花环围绕着,乔。"他边说,边盯着那我看不见也摸不着的东西,"那个花环是由钱组成的,像美元硬币上鹰的样子。"

不知为何,我迫不及待地想向他展示我戴的一枚戒指,那是一枚来自古罗马、有着2500多年历史的金戒指。他把它放在掌心。

"戒指上的文字是拉丁文,"我解释道,"Fidem的意思是信念。"

修·蓝博士默不作声地拿着这枚戒指,似乎在接受一些图像和印象。我在一旁安静地待着,他像是在调频,让自己与这枚戒指在一个频道上。

"在前世,你曾是伟大的演说家,"他说,"你曾经被围攻并被杀害,这枚戒指能帮助你疗愈这段记忆。"

这很有意思。我经常有一些前世身为传奇演说家的影像,但是我现在却很害怕公众演讲，因为我曾经在公众演讲之后被杀害。我曾经认为那是自我编造的记忆，并非什么前世的。然而，修·蓝博士却在接触这枚戒指后也收到了一些记忆影像。

"我很少戴它。"我老实说。

"要经常戴。"他说道。

他盯着戒指。

"太不可思议了，"他说，"这枚戒指曾经被一个知道'认识自我'价值的治疗师戴过。"

我更好奇了。修·蓝博士有息风静浪般平静大海的气场，世界在旋转，他却能岿然不动。他的话语来自心底，是什么就说什么。他开始盯着我，又看着我的脚。

"乔，天啊，我该坐在你的脚上，"他说，面露真情，"你与上帝一般无二。"

清理、清理、清理。

"我们来此就是为了清理，"他提醒每一位参加我们周末培训的人，"要不断地清理。当所有的记忆都归零了，神性将启发我们去做我们来此该做的事。"

清理、清理、清理。

在这个培训过程中，我意识到我只对我作品中的一本做了清理，其他的却没有。我曾经花时间在《相信就可以做到》上，它后来成了畅销书第一名。但我却没有花时间在我其他的作品上，比如有本叫《每一分钟都有顾客诞生》的书就卖得不够好。当我想到这个时，一股暖流直冲我的脊椎，这就是它卖得不如其他作品好的原因所在。

在第一次的培训中，我学到可以用铅笔尾部的橡皮来做清理工具。我可以用这块橡皮去敲击所有的主题，就是这样，它象征着在清理记忆。我拿出一本《有效生活指导手册》，把铅笔放在上头。在接下来的几个月里，我每天都用橡皮去敲击它。无论何时，只要我带着它，我就会停下来，拿起铅笔，用橡皮去敲击那本书。很疯狂，是不是？但是这是帮助我清理这本书有关记忆的心锚。结果，这本书很快就成了畅销书，并在第一名的位置上停留了四天之久。大公司一次都团购好几千本，连沃尔玛超市也进货了，《今日女性》杂志也有专文介绍它。

但我还是没对《每一分钟都有顾客诞生》做任何的清理工作。这本书最后还是出版了，并且差点就上了畅销书排行榜，但没有进入前十名。我还精心安排了一个大型的公众展出，希望能引起大众的注意。它的确引起了一些关注，但却没有引发销售热潮。我把这件事告诉了修·蓝博士。

"想象一下，把这本书浸泡在一杯有水果的水里，"他建议道，"我知道这听起来很疯狂。但是记下今天的日子，把书浸泡在水里，看看会发生什么吧。"

他提到奥普拉，我更惊讶了。

"你想上她的节目？"

我结结巴巴地说希望有一天能上。那个时候我还没上过赖利·金的节目，要上《奥普拉脱口秀》难度有点大。

"你必须清理，否则到上台那天就会卡壳。"

清理、清理、清理。

"曾经有两位作家上了她的节目，但在节目现场却说不出话来。"

"我可不想那样。"我叫道。

"你若去参加《奥普拉脱口秀》，那是因为她，不是因为你。"他说。

"这很深奥。"我说。

"你要放弃'人们为你做事'的思想。他们只为他们自己做事。你所能做的就是清理。"

清理、清理、清理。

在我要结束此次旅行离开修·蓝博士之前，我再次问起几年前他身为心理学家为医院患有精神疾病的罪犯治疗的事。

"我想你必须要清楚，"他告诉我，"那并不容易，而且我也并非单打独斗。"

我带着想知道更多的心愿离开了。

清理、清理、清理。

似乎每个实践"荷欧波诺波诺"的人都有一个相当神奇的故事可以述说。例如：

亲爱的修·蓝博士：

我最近参加了在费城举办的"荷欧波诺波诺"聚会，用我融化的心致以你我最深的谢意，谢谢你告诉我归家的路。我始终感激神性，也感激你，还有那些帮助你从事这项教学的孩子们。

信后的附件是回馈给工作坊的见证。我想分享给那些想了解"荷欧波诺波诺"力量的人。如果它的公布能帮助更多人，就公布吧。如果对此不感兴趣，就干脆丢了，但愿我的感激已经尽意。

深深的谢意送给你们。

达纳·海恩

费城"荷欧波诺波诺"聚会见证

修·蓝博士以演讲和一些图片开始了这个工作坊，阐述了

"荷欧波诺波诺"的宇宙观。他问我们:"你是谁?你知道吗?"我们一起探索那个所有平静的来源——真我的本态,不可思议,永恒又无限,完整却空无……他称之为"家"。之后我们又跟随他一起探索"问题是什么"的本质。"你是否曾发现,"他问道,"不论何处出了问题,你都在场,这告诉你什么了?"就像苏格拉底再世,他鼓励我们追根究底。我不知道的是,为了清理和转化,修·蓝博士正在灵活地挖掘隐藏的记忆和评判。

悬疑升起,我举手提问,并想发表看法。然而时间流逝,我越来越觉得,每次我问修·蓝博士问题,他都让我觉得被奚落了。我感觉被人轻视了,每一个回答都让我恼火,让我感觉是当众受辱。

到周日清晨,我对修·蓝博士愤怒到了极点,我想离开。我认为他是个傲慢自大、控制欲强、独裁专制的人。我在那里坐立不安,怒火中烧,随时都有可能哭出来。

我气到想要离开。我不确定自己是不是真的想就这样一走了之,我起身去了洗手间,因为怕自己真的会在会议室里哭出来。我坐在一个隔间里,周围充满消毒水的味道,我的愤怒转为狂怒。天啊,我连杀人的心都有了。我的一部分并不想释放这怒火,但是又有一部分一直告诉我:"宽恕我,原谅我,我爱你。"

我对着怒火持续重复那句话。接着,我突然发觉那怒火似曾相识，这怒火曾经以其他的形式出现在我的意识里——每当丈夫冷落我的时候，或是每当做律师的母亲坚持她是对的的时候。天啊，她是那种能颠倒黑白、玷污孩子纯真的人。

接着我就懂了，我"知道了"。啊哈！就是它了！这遥远的记忆。我的眼中迸发出喜悦，我高兴地想钻到别人的心里去。这该死的记忆封杀了我的心，还赔上了我的"当下"，而且还牵连了他人：修·蓝博士、母亲、布什总统、萨达姆·侯赛因——任何一个我认定该对此负责的人。这正是修·蓝博士告诉我们的，循环的磁带持续地播放着，一而再，再而三地播放着。

我没有离开，我回到会议室，之后在深深的平静中度过了剩下的时间。我安静地在脑子里重复："对不起，请原谅，谢谢你，我爱你。"在那之后，修·蓝博士回答问题时，我只感到从他身上散发的浓浓爱意，再也没有之前的情绪了。他根本就没变，变的是我里面的某些东西。

在我回到会议室后不久，修·蓝博士分享了一个他学习"荷欧波诺波诺"的个人经历。他曾经三次质疑过这个课程，每一次他都想，导师真的是"疯了"，每一次他都宁愿牺牲学费后再次返回。难道他知道我在想什么？他知道我刚刚也认为他疯了，而且想要走人？

在接下来的休息时间里，我好奇地去接近修·蓝博士。他极其友善地解释说，远古的男权至上主义的记忆片段开始抬头了，这是个人尽皆知的思想，需要巨大的毅力和努力才能治好。直到回到家我才发现，工作坊已在我内在很深的层面起了疗愈作用。

整个周末，修·蓝博士给了我们一些去理性化的转化工具。虽然心存疑惑，我还是诚心诚意、不带期待地拿着铅笔，重复"露珠"，并且不断地敲打我在一张纸上写的三个词，它们代表了我的问题所在——"电脑""儿子""丈夫"。再一次，直到回到家，我才了解到这几个词语的威力。

当我回到家时，丈夫和儿子都来迎接我。他们笑嘻嘻地问："猜猜看，你不在家，我们给你准备了什么？""一台新电脑？"我猜道。我们的电脑最近一直有问题，售后维修人员花了好几个小时才把它修好，以至于我严重怀疑电脑里有什么古怪。更要命的是，在过去数周里，这台脆弱的电脑带来了几次家庭危机。电脑好坏没关系，我只想要家庭的和谐和安宁。

让我惊讶的是，丈夫和孩子竟然一致同意买台新电脑，前天晚上讨论时，他们原本打算半年后再去买一台64位处理器的新电脑。他们问我："猜猜是什么牌子？"我逐个说出我所知道的每一个品牌：戴尔、惠普、索尼、捷威、康柏……"不是，不是，不是……"他们一个劲儿地摇头。"饶了我吧！"我叫道。

你要知道，与我结婚30年的丈夫是个非常固执的人。他有着钢铁般的意志，一旦做了决定就是100头牛也拉不回来。在没那么清醒时做的决定，更是120头牛也拉不动。他一直是某个电脑品牌的忠实消费者，想让他换个品牌，门儿都没有。所以，当他们异口同声地说"苹果牌"时，我几乎惊讶地倒地。你该明白，我一直想要的就是苹果电脑，但是认为这是我永远无法实现的梦。

对有些人来说，这件事似乎很稀松平常。但是我已经结婚30年了，在这期间，我们的婚姻坎坎坷坷，我们都在为在婚姻中平等和谐共处的目标而努力。这个显然不合逻辑的买电脑事件，是一种"放下刀剑"的仪式，只有在战场上刀戈相见的人才懂得。我的意思是说，那就像是你告诉我猫和老鼠能和平相处一样让我惊讶。

我还记得自己拿着铅笔重复"露珠"，并敲击"丈夫""电脑""儿子"时的样子。30年的冲突真的就这样烟消云散了？仅仅是重复"对不起，请原谅，谢谢你，我爱你"，就转化了我一生以来一直认定的权威印象——与母亲、电话公司、丈夫之间一直以来的冲突吗？我所知道的是，在这个工作坊之后的两周里，我每天都在虔诚地练习修·蓝博士教给我的内容。儿子的慢性疾病开始好转，丈夫也开始跟我讨论那些我曾经隐藏、压抑的情绪。哦，昨天夜里他竟然说："亲爱的，如果你喜欢，你可以买台笔记本电脑自己用。"

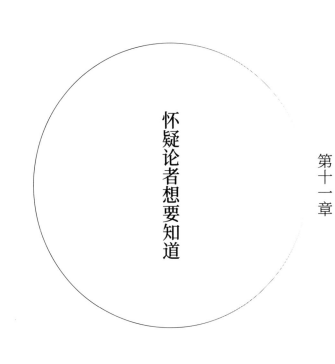

怀疑论者想要知道

第十一章

在前面提到过，我曾经写过一篇文章名为《世界上最神奇的治疗师》，并贴在我的博客和网站上。它还出现在大卫·赖克蓝的书《101个改善生命的方法》里。它成了我写过的传播最广、讨论最热的文章。人们把它刊登在新闻组里，转发给他们的朋友，发送到他们私人或公共的邮件里，或以其他的方式广泛传播。很显然，文章里的信息非常鼓舞人。也正是这篇文章，引起了出版商的注意，最终促成我写出这本你正在看的书。

但也并非每个人都喜欢这篇文章。有些人甚至认为，任何人，哪怕是心理学家，都不能治好医院里患有精神疾病的罪犯。有个家伙写信给修·蓝博士，要求给出一个证明来。他想知道修·蓝博士在精神病医院经历的真相。我也想知道，让真相大白于天下吧。下面是修·蓝博士详细的回复：

跟很多的故事一样，这个故事也同样需要澄清一下。

曾经的事实是：

1.夏威夷州立医院是夏威夷州卫生署下属的一家精神病医院，我曾经受聘于该医院，作为带薪的全职心理学家在那里工作了一段时间。

2.我从1984年到1987年，作为全职心理学家在那里服务了3年，每周工作20个小时，在那些戒备森严的单元病房里，关着各种类型的重罪男犯：有杀人的、强奸的、嗑药的，还有暴力攻击他人的、抢劫的等。

3.在我1984年刚到任时，所有的隔离间里都关满了充满暴力的病人。

4.每天，都有病犯要被戴上手铐脚镣，以防他们伤人。

5.在那里，病犯袭击病犯、工作人员的暴力事件时有发生。

6.病犯们得不到很好的照顾及康复治疗。

7.医院内没有康复性活动。

8.医院外的活动、娱乐或工作也没有。

9.病犯家属很少来医院探望。

10.没有心理医师的许可签证，即使戴上手铐脚镣，病犯也都不允许离开那里。

11.一个典型的病犯会在里面待上几年，一年的花费大约要3万美元。

12.在那里，工作人员的病假率很高。

13.医院的环境死气沉沉的，甚至让人窒息。

14. 工作人员基本上都是很棒、很有爱心的人。

15. 以上我描述的可能是这个国家大多数精神病医院的典型现象。

当我于 1987 年 7 月离开那家医院时：

1. 隔离间不再使用。

2. 手铐脚镣也不再使用。

3. 暴力行为极为少见，通常只发生在新病犯身上。

4. 病犯们可以自己照顾自己，包括安排住宿、工作，以及离开医院之前的法律服务。

5. 单元房外的娱乐活动，比如慢跑和打网球，也开展起来了，而且再也不用心理医师的许可，也不用戴手铐脚镣了。

6. 单元房外的工作也开始了，例如洗车，同样不需要心理医师的许可，也不用戴手铐脚镣了。

7. 医院内的工作包括烤曲奇饼干和擦鞋。

8. 病犯家属来探望的也多了。

9. 工作人员的病假申请也几近消失。

10. 由于人们的关爱，他们对一些设施进行重新刷漆和护养，医院的环境得以大幅度改善。

11. 工作人员更专注于支持病犯们为自己负百分之百的责任。

12.病犯们从入住到离开医院的时间，从数年缩短到数个月。

13.病犯和工作人员的生活品质也发生了戏剧性的转变：从原来的看护关系发展为家人之间的互相关爱。

作为一名心理医师，我到底在那里做了什么？我使用了"荷欧波诺波诺"大我意识疗法，每一次不论是以往、当时，还是离开那个医院之后，那些我有意或无意经验到的，我都用忏悔、宽恕、转变的心对待发生在我内在的一切。

我没有在医院里给病犯做过任何治疗或咨询。

我也没有参加任何关于病犯的工作会议。

我对自己身为心理医师而引发的经验负起百分之百的责任，去清理我内在的东西和面临的问题。

我是"如是"的创造物，我是完美的，一如所有的人和所有的一切。不完美的是垃圾，是那些抗拒的记忆，是重播评判、怨恨、愤怒和恼火的记忆。天知道，我们的灵魂里还有多少废物。

大我的平静

伊贺列卡拉·修·蓝博士

虽然我还处于学习"荷欧波诺波诺"的过程中，但有时如果我觉得某些人思想够开放，我也会教他们这个疗法。当然，他们是否够开放，是我的投射，并非他们本身。我越清净，我周遭的人就越清净。但这不是个容易被接纳的事实，我们更倾向于去改变外在而非内在。

有一次在毛伊岛，一位房地产经纪人开车带我们去看房子。在路上，我们谈了许多关于治疗、灵性、电影《秘密》和个人成长方面的内容。这些都非常有趣，但有件闪亮的事发生了。

这位房地产经纪人读过我当前最有名的文章，就是那篇关于修·蓝博士和他使用夏威夷疗法"荷欧波诺波诺"，治好了医院里的精神病罪犯的文章。

跟很多人一样，他深受启发。

跟很多人一样，他并不完全理解。

当我们开车巡游这座美丽的岛屿时，我听到这位经纪人抱怨有间房子他死活卖不出去。买家和卖家总是发生争执，引发了巨大的愤怒、怨恨和诸多困扰。销售因争吵而搁浅，短期之内无法结束。显然他对此很沮丧。

我听了一会儿，忽然有股冲动想说话。

"你想知道修·蓝博士会怎么用'荷欧波诺波诺'来处理这样的事情吗？"

"想啊！"经纪人大声回答，他显然十分感兴趣，"我特别感兴趣，快告诉我吧。"

"那个方法应该很棒。"娜瑞莎说。

"我不是修·蓝博士，"我说，"但是我正在写一本关于他的书，我在上他的课，所以我觉得我知道他会怎么处理。"

"快说吧。"经纪人着急地说。

"修·蓝博士的做法是，去探求自己的内在，去查看到底是自己内在的什么东西共同参与了外在所见的经历。当他在精神病医院工作的时候，他常常查看病人的档案。不论他是否对病人的行为感到排斥，还是有什么其他的感受，他都不是去处理病人，而是去处理自己体验到的感觉。他在清理自己的内在的同时，病人也得到清理和疗愈。"

"我喜欢这个。"经纪人说。

"大多数人都不理解责任的含义，"我继续说道，"人们都爱抱怨。随着成长变得更有觉知，人们才开始对自己的言行举止负责。这还不够，当你变得更为觉知时，你要为每个人的言行举止负责，因为他们都出现在你的体验里。如果你创造了自己的生活，那么你就创造了你看到的世界，包括你不喜欢的部分。"

经纪人笑着点了点头。

我继续说："在你所面临的情况里，买卖双方做了什么并不重要，重要的是你做了什么。修·蓝博士所做的很简单，就是不断重复：'我爱你，对不起，请原谅，谢谢你。'他不是对别人说，他是对神性说。目的是清理共享的能量。"

"我也要这么做。"经纪人说。

"但是这么做不是为了得到什么东西，"我说道，"这么做是为了清理共享的能量，以便别人不再经历它。清理的工作，需要一直做下去。"

我停顿了一下。

经纪人似乎理解了，他的眼睛睁得大大的，笑容更深了。

"如果你觉察到了，你就有责任去清理和疗愈。既然你对我提到了这件事，那么我就有责任要清理它，因为它已经成为我体验的一部分了。如果我是自己体验的创造者，这就是我的责任所在。"

我让他慢慢吸收，我们则继续看房子。

几天后我收到了那位经纪人的电子邮件，他说他一直在用修·蓝博士的方法。

就是这样。

一切都是爱。

要持续不断。

你全然负责。

一天，我和敏蒂·赫特在得克萨斯州温柏里主持一场研讨会，她负责一家教会的工作。研讨会的主题是"财富的秘密"。在研讨会上，我教大家"荷欧波诺波诺"的清理方法。一位男士提出一个问题："我说不出来'对不起'和'请原谅'。"

"为什么?"我问。

我从来没有遇到过这种问题，我很好奇。

"我无法想象慈爱的上帝或神性需要我请求宽恕,"他说,"我认为神性没必要宽恕和原谅我任何事情。"

我想了一下,然后知道我该怎么回答。

"你说这些话不是请求神性宽恕你,而是在清理你自己。你是对着神性说,但这些话是为了清理你。"

换句话说,神性已经将所有的爱给你了,而且永不止息。在没有限制的零状态,最接近的描述是——纯粹的爱。它一直都在,而你却不在。通过说"我爱你,对不起,请原谅,谢谢你",你是在清理阻止你的模式,以达到纯粹的爱的境界。

再次强调一下,神性不要你实践什么"荷欧波诺波诺"疗法,但是你自己需要。

最近我收到一封很让我心痛的电子邮件,是我的一位朋友发来的。她问:"要是一个人读过你的书,看过你的电影《秘密》,还每天看你的博客,她每天都努力工作,却依然贫困潦倒、不幸福,生活充满了失败。你会怎么对这个人解释?我的麻烦一件接着一件,没有尽头。你又该怎么说呢?"

我感受到她的痛苦。毕竟,我也曾经无家可归,也曾在贫困中挣扎了十年。我知道那是种陷入流沙里的感觉。

那么我该对这样的一个人说些什么呢?

过去我会提供一些解决方案。我会说去读读克劳德·布里斯托尔的《信念的魔力》；把《秘密》看七遍；创造你想要的生活愿景；每天花时间冥想；打破自我限制等。

但这些都是从正面改变的方法，据我所知，修·蓝博士也会证实这些方法很少管用。

那还剩下什么可行的呢？

我或你或任何人要如何帮助一个生活在痛苦中的人呢？

根据"荷欧波诺波诺"疗法，唯一的方法是清理我自己。我生命中出现的人，包括给我写信的人，他们都和我共享着模式。他们像是感染了思想的病毒，他们不该受指责。他们像是落入了陷阱，被逼上了绝路，我不能扔绳子给他们，通常他们都不会去用，或者他们只会用绳子把自己吊死。

那么，我该怎么办？

我能做的只有清理自己。随着我的清理，他们也得到清理。我们共享的模式被清理，他们也得到解脱。这些天我一直在做这个工作，这也是很久之前，第一次和修·蓝博士通电话时，他告诉我的："我所做的就是清理、清理、清理。"

我所做的就是说："我爱你，对不起，请原谅，谢谢你。"剩下的交给神性去做吧。这不是无情无义，而是最真心实意的事。就在我写这些字的时候，我也在做。

最后，好好玩味一下下面这段灵性的妙语：

写信给我的这个人的故事，也成为你体验的一部分了，那么也就意味着需要你去疗愈了。毕竟，如果你创造了自己的生活，你也创造了这件事，因为这件事也是你生活的一部分。我建议你用"我爱你"来疗愈这件事。

随着你的清理，给我写信的那个人，以及所有共享这一模式的人，都会越来越好。

我们可以向知晓我们个人蓝图的神性祈祷，祈祷它疗愈所有在此刻阻碍我们的思想和记忆。

——莫娜·纳拉玛库·西蒙那

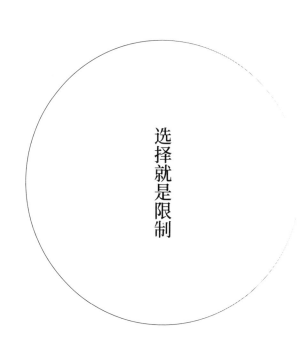

选择就是限制

第十二章

2006 年 12 月，修·蓝博士飞到得克萨斯的奥斯汀市，和我短暂相处了几天。在机场接到他以后，我们立刻聊起了人生、上帝、模式、归零和许许多多事。他问我近况如何，我说我很高兴见到他。

"有部电影，里面有句台词：'有些人醒着，他们的生活充满惊喜。'我现在接近这种状态，我的生活中出现了许多神奇和奇迹，让我觉得很兴奋。"我说。

"跟我说说。"他在一旁催促我。

我跟他讲了我特别喜爱的新车，那是 2005 年产的帕诺兹超级跑车，由帕诺兹家族纯手工打造，还有制造者的亲笔签名，每部车还有自己的名字，我的车名叫弗朗辛。我知道修·蓝博士欣赏人们对车的爱。事实上他认为万事万物都是有生命的，他待它们如同待人一样。

我告诉他由于我出演了电影《秘密》，所以受邀参加赖利·金的电视节目。他想知道赖利·金是个什么样的人，我告诉他金是个率直、和善、聪明的人，我很喜欢他。

我又告诉修·蓝博士我的书取得了很大的成功，比如《相信就可以做到》和《有效生活指导手册》。才几分钟，他就看出来我兴高采烈、充满活力。

"从你第一次参加'荷欧波诺波诺'课程以来，你觉得自己有什么不同了吗?"

我想了一下说:"我不再试图控制一切，我懂得了放手。我只是清理、归零，只把注意力放在回归零上。"

他拍拍我的肩，笑了。他对我所做的深感满意。

我们开始向我的车走去，走了几步，修·蓝博士停了下来，盯着我。

"你走路一蹦一跳的，"修·蓝博士惊讶地看着我说，"你走路像装了弹簧似的。"

"我见到你高兴嘛。"

吃晚饭的时候，我告诉他我对那本关于巴纳姆的书《每分钟都有客户诞生》很失望，它的销量实在不佳。

"乔，你必须爱上它。"

我只是想把书卖出去，我不太明白这和爱能扯上什么关系。

"乔，如果你有三个孩子，其中一个学习成绩稍差，你会不会对这个孩子说你很失望呢?"

"不会。"我说。突然我心里一亮，我的书不就是我的孩子吗? 我却埋怨它不如其他孩子。我感受到内在的悲恸，甚至想在餐馆里大哭一场。

"明白了吧，乔，"修·蓝博士说，"你必须爱你所有的孩子。"

我开始觉得很内疚，只因为我的"孩子"表现不好，我就疏远了它，我由衷地感到歉意。我一边开始在心里向神性默念："对不起，请原谅，谢谢你，我爱你，"一边用心去爱我的书。回到家后，我一看到那本书，就拿起它，将它抱在胸口，爱它，请求它原谅我。

后来，我们开车去得克萨斯州的温柏里市，他说他看到我身体里有个精灵。

"有个什么？"

"一个精灵。"

我早就习惯了修·蓝博士说他看到一些我看不到的东西。他不称之为通灵，而认为是一种当下的天启。

"这个精灵有双大眼睛，一对大耳朵。他喜欢待在你身体里，不愿见人。"

"我有一部分就是喜欢待在家里，在电脑上工作，不想跟别人互动。"

"你还有一部分是喜欢受公众关注的。"

"我有三分之二喜欢上赖利·金和奥普拉的节目，以引人注意。但是还有一部分喜欢待在家里，过隐居生活。"我承认修·蓝博士的说法。

"你的精灵能使你保持清醒。只向往明星生活的人们会发狂，只喜欢独居生活的人们就像井底蛙，你很平衡。"修·蓝博士解释道。

晚上的时候，我告诉妻子娜瑞莎，关于我体内精灵的事。

"你爱出风头的那部分叫什么名字?"她问。

"我不知道。"

她想了会儿说:"我想他叫雪碧吧。"

"雪碧?"

"就是，雪碧。很适合你。"

我大笑起来，她说得没错。第二天，我又告诉修·蓝博士我喜欢表现的那部分娜瑞莎取名叫雪碧。他笑得前仰后合，喜欢得不得了。

"雪碧喜欢镁光灯。"他唱了句歌词。

又过了一天，我接修·蓝博士到我家，我开车去接他。我发现他和两位退休的墨西哥女士坐在一起。那两位女士看起来很认真地听着他说的每句话，他挥手示意我过去。我点了咖啡，想坐在修·蓝博士旁边，但他叫我坐在隔壁的椅子上和两位女士面对面。

"跟她们讲讲你是做什么的。"他对我说道。

我给她们讲我的书、我出演的电影，以及我如何帮助人们获得幸福，等等。

"说说你是怎么处理问题的。"

"在过去，我总是处理问题本身，不管是我的，还是别人的。现在我不管问题了，而是清理导致问题的记忆。当我记忆归零时，问题也就得以解决，我也就没事了。"

"乔，你能给她们举个例子吗?"

"我姐姐让我很挫败，她一直靠社会福利生活。上次她家里被盗，身份证丢了，还有一些其他的倒霉事。她一点也不快乐，这让我很挫败。我试着通过寄钱、送书、邀请她看电影，甚至送 DVD 机给她，想要帮助她。她一点也不肯改变现状，但是现在我也不试图改变她了。"

"那你做些什么呢?"其中一个问。

"我清理我自己。我现在明白了她的生活跟她做什么无关。她是陷入了一套正在运行的模式，或叫记忆的陷阱里。她就像被传染了病毒，这不是她的错。因为我知道这一点，因为我能感受到她的痛苦，也就意味着我也有这个模式。我必须清理，随着我归零，她那里的模式也会被清理。"

"你怎么归零呢?"

"我做的很简单，就是不断地说:'我爱你，对不起，请原谅，我爱你。'"

修·蓝博士解释说"我爱你"包含了可以改变一切的三要素：感激、尊重和转化。我继续讲我认为正在发生的事情："这些句子就像魔咒一样打开了通向宇宙的门锁。我念诵这些句子，就像念诗。我向神性打开自己，请神性将我归零，归零那些妨碍我回到当下的模式。"

修·蓝博士说他很喜欢我对"荷欧波诺波诺"的理解。

"感染病毒是个很恰当的比喻。世界上就是有这样的模式，我们被感染了。当有人有某种模式时，我们看到了，我们就被感染了。这就是你要负百分之百责任的原因。当你清理自己的时候，你也把其他人的模式清理了。"修·蓝博士停了一下，继续说道，"这世界上有许多的模式，就像长在零极限状态下的野草，要达到零极限，我们要清理的比想象中的要多得多。"

我很惊讶，两位女士似乎听明白了。我们讨论的是让头脑打结的概念，然而她们似乎颇能认同。我不禁想，修·蓝博士就像音叉，两位女士进入了他的频率影响范围，与之产生了共鸣。

早晨的空气清新凉爽，我们在一段满是沙土和石头的路上散步，走了不到一公里。沿途有小鹿在我们身边游荡。我们还遇到了几只狗，它们冲我们狂叫。我们没理它们，继续聊天散步。突然修·蓝博士朝那几只狗挥挥手，好像祝福它们一样，然后说："我们爱你们。"

那些狗都突然不叫了。

"所有的一切都希望被爱，你、我，甚至是狗。"修·蓝博士说。

有个个头比较小的狗轻轻叫了一声，我想它可能是说"好极了"，或者"谢谢"吧，又或者说"我也爱你们"。

我们的谈话总是发人深省。有一次修·蓝博士说，生命中唯一的选择就是是否归零，这让我大为震惊。

"选择不是来自记忆就是来自启示，"他说，"就是这样。"

我回答："过去我一直告诉人们，他们的选择是接受灵感与否，那才是自由的意志。神性发来信息，你可以选择是否采取行动。如果你照办，一切安好；如果不照办，你就有麻烦。"

修·蓝博士说："你的选择只有归零与否。如果你归零，灵感就会来，你就采取行动。你不会去反复考虑，如果你考虑，你就是把灵感和其他的东西进行比较，比较的对象就是记忆。清理了记忆，你就没得选择，你就会毫不迟疑地遵从灵感。就是这样。"

哇！这个洞见给我带来了不小的震撼。我非常后悔以前我告诉别人选择就是自由意志，现在才明白有自由意志意味着你卡在了记忆里。当你在零极限的零状态时，你什么都没有，来什么你就会照做，这样才对。

修·蓝博士解释说："我们就像是在一个大交响乐团里的乐手，每个人负责演奏一种乐器，人人都有，各不相同。为了演奏好一首曲子，每个人都必须演奏自己的乐器，这样人人都开心。当我们不愿演奏自己的乐器，总是觉得别人的乐器更好时，就会带来问题，这就是记忆。"

我仿佛看到音乐会的舞台总监、营销人员，还有保洁人员，每个人都在努力扮演着自己的角色。

我也想起我认识的一些人，他们似乎对自己是如何成功的感到莫名其妙、毫无概念。出演过《教父》和电视连续剧《欲望之都》的演员詹姆斯·凯恩，我见过他几次。他的演艺生涯对他来说，就像你对我来说一样，是个谜。他是个优秀的演员，甚至可以说是个传奇。但是他所做的就是扮演自己，他在按宇宙的剧本出演。

我的生涯也可以说是这样。有些人把我当作精神导师，他们曾在电影《秘密》里看到我或是读过我的《相信就可以做到》，认为我能跟上帝直接通话。事实是，我不过是出演了自己那部分角色而已。

当人们各司其职的时候，世界就会安然。而如果你想成为我，我想成为你，问题就产生了。

我问："是谁设定这些角色的呢?"

修·蓝博士说："是神性,那个零状态。"

我又问："什么时候设定的呢?"

修·蓝博士回答："远在你我未到这个世间之前,甚至早于地球上诞生单细胞微生物之前。"

"这是不是意味着我们完全没有自由意志了,我们不过是来饰演自己的角色?"我困惑地说。

"你拥有完全的自由意识,只要在呼吸,你就是在创造,但要达到零状态,就必须归零所有的记忆。"修·蓝博士解释说。

我必须承认,我对这一切还不是很明白。但我了解到的就是要承担起我的责任,做好自己分内的事。如果我负起自己的责任,那么就像是拼图游戏里最后的那一块,找到了自己的位置。但是如果我非要把自己放在别的地方,那就不对劲儿了,整张拼图就无法完成。

"你的头脑会试图去理解这些,"修·蓝博士说,"但是它只能理解百万分之一的信息,你的脑袋无法真正明白全部真相。"

这听起来不是很舒服。

至少我的头脑不喜欢听。

我之前提过,在一次"财富的秘密"研讨会上,我告诉大家:"只要你归零就会有钱,没钱是因为你没归零。"修·蓝博士非常赞同。

"记忆阻碍钱的到来。"他说,"如果你归零了关于钱的记忆,你就会有钱,你准备好接受钱了,宇宙就会送来。记忆的作用就是阻止钱流向你,或是阻止你看到这一点。"

"如何清理这些记忆呢?"

"不断地说'我爱你'。"

"对钱说吗?"

"你可以爱钱,但最好是对神性说。当你在零状态时,你处于零极限,钱会自然流向你。但是当你处于记忆中,你就是在阻挡它。人们对钱有很多记忆,你清理这些记忆,也就清理了其他人的记忆。"

我们进了一家小吃店,点了咖啡。刚坐下来的时候,里面很清静,很快,陆陆续续有人进到店里来,小店开始忙碌、热闹起来。小店的能量开始提升。

"你注意到没有?"修·蓝博士问。

"有点吵了,人们看上去很开心。"我答道。

"我们带着归零后的自己进来,这个店能感觉到。"修·蓝博士说。

然后,他告诉我在欧洲餐馆吃饭的故事。那里餐馆的生意不好,但是他进去之后,人流开始增多。他在很多地方验证了这一点,于是他去一家餐馆对老板说:"如果我们进来,能带给你更多的生意，这顿饭能不能你请？"老板同意了。从那以后，修·蓝博士经常可以免费用餐。

我注意到修·蓝博士付钱很大方。我们去了一家小店，他买了几个彩绘玻璃作品要送朋友，然后拿出一张 20 美元的票子给售货员说："这是给你的小费。"售货员理所当然地感到非常惊讶。修·蓝博士说："这只是钱而已。"

后来在一家餐厅，我也付了很高的小费。服务员张大嘴巴说："这我可接受不了。""就是给你的，你能接受。"我说。

再后来，我有了个产品创意，而且肯定它能帮我赚很多钱。修·蓝博士说："宇宙会回应你的慷慨。你付出，它给进。它还会给你很多灵感。如果你没有慷慨过，宇宙就不会对你慷慨。"

啊哈！这才是财富的真正奥秘！

"我们忘了美元上的那句话：'我们信靠上帝。'我们印在钱上，却没人相信。"

有一次修·蓝博士问起我和一位医生及一位营养师共同创立营养品公司的事。我们配制了一种降低胆固醇的食品配方，并将产品投放市场，名叫"心脏的秘密"。不久前修·蓝博士还跟我讨论过公司和产品的名字，他对我们的进展很好奇。

"还在进行中，我聘请了一位美国食品与药品管理局的律师来检查我们的网站和产品包装，目前在等他的消息。但是在制作这个产品的过程中，我得到了一个更有趣的产品创意，我叫它 Fit-A-Rita。"

我接着解释什么是 Fit-A-Rita，它是一种纯天然的玛格丽特酒。我是在和朋友们出去喝酒的时候，有了这个创意的。当时我参加了一项健身比赛，所以喝酒对我来说不太合适。喝酒时，我突然想到一个主意："我们需要给健身的人做一款玛格丽特酒。"一说出来，我就知道这是个好主意。

"你真棒，乔，"修·蓝博士说，"你没有把自己限制在第一个产品上，没有要求事情按照你的期待行事，所以神性给了你一个新的赚钱点子。太多人把自己限制在一个想法上，并试图强迫事情按照自己的期待发展，他们那样做，正是把自己阻挡在财富大门之外。你真棒，乔，你真的很棒。"

修·蓝博士说得没错，我把自己开放给神性，灵感就层出不穷。除了 Fit-A-Rita 外，我还收到一个好点子，做归零垫。在你用餐的时候，你把食物放在上面，它就能帮助你清理食物和你。但是，我们没有就此停步。修·蓝博士也收到一个主意。

修·蓝博士跟我说："我还没有见过一个网站，人们访问它就可以得到清理。我们给这本书做个这样的网站吧。人们访问它的时候，就可以因为我们灌输的信息而归零。"

于是有了这样一个网站。

一旦你放下你的需求，允许一切自然流经你，赚钱的主意是无穷无尽的。关键就是不断地清理、清理、清理。

"治疗师在会见来访者的时候应该怎么做呢？"我想了解一下有没有很特别的方法可以帮助人们清理。

"就是爱他们。"修·蓝博士说。

"但是如果他们经受精神创伤，治疗师难道不先解决这个问题吗？"我想把修·蓝博士逼入死角，从他那里逼出更多好方法。

"所有人都想被爱，你不也是这样吗？你只要爱一个人，你说什么、做什么都无关紧要。"

"所以不管是荣格学派的人、弗洛伊德学派的人、莱克疗法的支持者还是任何使用其他方法的人，都没关系喽？"

"跟那没关系，"修·蓝博士强调说，"关键是你爱那个人，因为他是你的一部分，你的爱能帮助他们清理、净化，清理他们生活中被感染的模式。"

我并不满意这个答案，但是我明白他的意思了。

"但是那些被诊断为精神病的人呢？"

"曾经有个被诊断为精神分裂症的女士来找过我，我请她告诉我她的故事。你得明白，无论是她还是别人告诉我的事，无论是什么，都不是真正的问题所在。他们的故事只是他们对事情的诠释。真正发生的事，在他们的觉察范围之外，但听她叙述是起点。"

"她说什么了？"

"她告诉了我她的故事。我认真地听着，并不断在心里对神性说：'我爱你。'我相信无论需要被清理的是什么，都会得到清理。后来，她告诉我她的全名，那是一种中间有连字符的名字。"

"像'维泰利 - 欧登'这样的是不是？"

"是的，我就知道这是部分问题所在。如果有人的名字是分开的，那么就会有人格分裂。她需要拥有自己的本名。"

"你让她改名字了吗？"

"不用改，只要告诉她，她的名字是一个词（而非两个），她就感觉很放松、很完整了。"

"那是因为名字的改变起了作用？还是你说'我爱你'起了作用？"我问。

"谁知道呢？"

"我想知道啊，"我说，"我启动了一个奇迹教练的计划。我想让我的教练们说正确的话、做正确的事，这样才能真正帮助别人。"

他接着解释说，治疗师都自认为他们在帮助和拯救别人。

实际上他们的工作是在清理自己在来访者身上看到的模式。他们清理了自己的记忆，也就清理了来访者们的记忆。

"你的那些教练说什么、做什么都没关系，只需要他们不断地去爱他们接触到的人。"修·蓝博士继续解释道，"记住：别人是你的镜子了。别人的经历都是和你共享的。清理这些共享的模式，你们就都会好起来。"

"怎么做呢?"

"我爱你。"

我开始有点头绪了。

从我能看懂儿童读物和漫画书开始，我就在思考世界是怎么运作的。以前，《超人》和《闪电侠》都很容易懂。如今，我必须研究科学、宗教、心理学以及哲学，而且还要不断思考。

每当我开始觉得我明白点什么的时候，就会读到某一本书，扰乱我的世界观。这次让我头疼的是巴尔斯卡的《意识的对话》。

如果非要用文字总结一下这本书要传达的信息，我会说，我们所做的所有事，没有一样来自自由意志。自由意志不过是个提示性信息罢了。我们自以为是清醒的主角，我们错了，那不过是自说自话。从某种意义上说，我们是神性的木偶，被我们内在的能量牵引着。

想象一下：

我写了《相信就可以做到》这本书，书中说要想实现愿望可分为五步，而我和其他人也使用这个方法吸引到了财富、汽车、伴侣、健康、工作，等等，你想得到的任何东西。这一切都跟意图有关，方法就是明确你的意图，然后对来临的机会或内心出现的点子采取行动，让它实现。简单地说，你是操纵者，世界是你的木偶。

那么我要怎么适应这两种貌似互相冲突的哲学，而不会精神错乱呢？

我想可能是这样：

首先，我们生活在一个由信念驱动的世界里面。不论你相信什么，它都会成真。它会伴随你度过每一天，无论在什么情况下，它都会将你的体验框定在你觉得合理的范围里。如果有什么事不符合你的世界观或框架，你就会用一种方法使之合理化，并且强迫它符合你的框架。否则，你就去吃安眠药吧。

其次，我不禁会想，也许这两种哲学都是正确的。我们既是木偶，也是操纵者，但这只有当"自我不在"的时候才行得通。是心智让我们酗酒、暴食、捣蛋、偷盗、欺骗，甚至花大量的时间想搞清楚世界是怎么运转的，是心智阻碍了自然的进程。心智知道自己注定消失，它无法承受这样的结局，便会创造一些让自己感觉良好的瘾头来维系自己的存在。事实上，是心智阻碍了你体验到当下的狂喜。

如果事实如此，所有的方法就一目了然了，我在《相信就可以做到》里面谈到的第三步，实际上是在帮你移除神性计划里的阻碍。

比如说，当你运用情绪释放技巧时（一种用手指轻敲问题以消除你生活中的困扰的方法），你便解决了困扰你的问题。

之后呢？

之后，你就可以采取积极的行动了。

可是，你不是本来就要采取积极的行动吗？

这不就是你之所以知道那件事开始就存在问题的原因吗？

换句话说，采取行动这一步，是神性发给你的信息。你的焦虑干扰了行动，拿走干扰，你就会重回神性。这时，你又是木偶兼操纵者了。

我试着总结一下目前我所理解的东西：

你带着一份内在的天赋来到人世，你可能一开始就知道，也可能不知道，也可能现在还不知道，但是有时候你能感觉到它在你里面。此刻，你的头脑开始评判它。如果头脑评判它是坏的，你就会寻求治疗、解决方法、药物或某种成瘾的东西，来搞定它、隐藏它、操控它、释放它，或者接受它。但是一旦你移除干扰，你便开始依天赋行事。简而言之，你开始成为神性的木偶，同时又是自己生命的操纵者。

你的选择是要不要顺其自然。

这才是自由意志。有人称它为自由不意，是因为你真正的决定是要不要依照冲动行事。

甚至伟大的演员兼营销专家巴纳姆，《每分钟都有顾客诞生》一书的主角，也懂得这个道理。他做事大气，总是依照更高层面的指引。他的墓志铭上写着："不是因着我的意志，而是因着神的旨意成就。"

他念起即行，不受头脑的干扰，他允许结果以本来的样子出现，并深信这是宇宙大蓝图中的一部分。他采取行动却不期待结果。

这是《相信就可以做到》里的第五步。

（我认为）今晚我明白世界是如何运作的了。

明天我可能又不确定。

我又想看漫画书了。

"每个人都有天赋。"一次散步的时候修·蓝博士说。

"那泰格·伍兹呢?"我知道答案，但是想更深入地探讨一下。

"他也是在神性的大戏中扮演自己的角色。"

"但是他教别人打高尔夫的时候又是什么情况?"

"如果那样，他永远成功不了，他的角色是打球，不是教别人打，教是别人的角色。我们都有自己的角色要扮演。"

"看门人也有？"

"是的。看门人、收垃圾的人，他们也爱自己的工作（角色），"修·蓝博士说，"你不这么想，是因为你在试图扮演他们的角色，但是谁也不能替代别人的角色。"

我忽然想起以前参加过的一个自我成长课程，里面有一句话："遵行上帝的旨意，你就会幸福。而你正在做的就是上帝的旨意。"

关键就是不要抗拒你的角色。我可能一直想成为一个像米歇尔·马龙一样的作曲家、像詹姆斯·凯恩一样的演员、像弗兰克·赞恩一样的健美运动员、像杰克·伦敦一样的作家。我想在作曲、演艺、健身、写作等多方面都成为行家。但是我的角色是启发者，我写书的目的是让人们觉醒，或者准确地说，是让我自己觉醒。

当我唤醒了自己，也就唤醒了你。

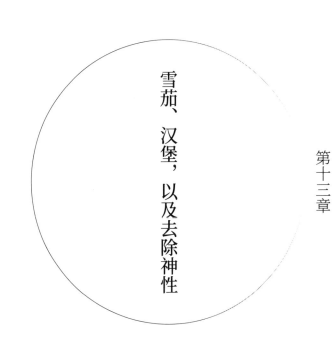

雪茄、汉堡，以及去除神性

第十三章

　　有一天，在一个小镇上，修·蓝博士想吃点东西。那天是星期一，因为小镇上的人周末忙着接待游客，所以大部分店铺都会在周一关门休息。我能想到的只有一家叫"汉堡吧"的汉堡连锁店可能会营业。我想修·蓝博士肯定不愿吃垃圾食物，所以我原本连提都不想提这个地方，再加上我的生活方式和饮食习惯的改变，我都不敢开车靠近快餐店，但是我还是忍不住跟他说了那个地方。

　　"汉堡不错！"他说，显然很高兴要去吃汉堡。

　　"你真的要吃？"我问。

　　"是呀，我喜欢美味的汉堡。"

　　我们开到快餐店，停好车，进去坐下。菜单上自然没什么健康食品可以点。

　　"我要个双份肉、双份奶酪的白面包汉堡。"修·蓝博士点了自己的汉堡。

　　我震惊了。在我看来，这些都是导致心脏病的食物，肉、奶酪、精面？难以置信。更令我难以置信的是，我点了一份一模一样的。我想，如果这样的食物对于修·蓝博士这样的治疗师来说是好的，对我应该也是吧。

"你不担心那些肉啊、奶酪啊、面包啊什么的?"我问修·蓝博士。

"不担心，"他说，"我每天早上都吃辣酱热狗当早饭。我喜欢这些东西。"

"真的?"

"食物本身不可怕，你对事物的想法才可怕。"

我以前也听说过这种说法，但是我从来没有相信过。我认为物质比思想来得更强大，但或许我错了。

他继续解释:"在吃任何东西前，我都会对食物说:'我爱你，我爱你。如果我吃了什么让自己生病了，那不是你的错，也不是我的错，那只不过是个信号告诉我要为此负责。'然后我开始享受美食，因为它已经被清理过了。"

我再一次被修·蓝博士的智慧所折服，也再次豁然开朗。我花了大量时间阅读健康、食品安全方面的文章，在吃上面偏执到连个汉堡都不敢吃了。我决定清理它。很快汉堡来了，我们都吃得很香。

"这是我吃过的最好吃的汉堡。"修·蓝博士说道。他被这个汉堡深深地打动了，他还叫来厨师，并向其表示感谢。厨师显然不习惯有人赞赏他的油炸汉堡，他有点不知所措。

我也是。

我带着修·蓝博士参观我的家，来到健身房时，我有点担心，我把雪茄放在了健身房里。早上健身，晚上再抽雪茄，的确有点讽刺。但是就是这么回事，这是我的生活。我担心修·蓝博士会对我抽雪茄的事有意见。

我向他展示各种健身器材、墙上贴着的健身明星的照片，以及我参加健身比赛所获得的证书。我试着不让他注意到长椅上的烟盒，但是还是被他发现了。

"这是什么？"他问道。

"雪茄。"我叹了口气。

"你边抽烟边健身？"

"不是，不是，我只在晚上抽，"我解释道，"那是我的冥想时间。我会坐在椅子上抽一根，感谢我的生命。"

他沉默了一会儿，我准备听他喋喋不休地说什么吸烟有害之类的话。然后他说：

"我想那感觉应该不错。"

"你真这么想？"我问。

"我觉得你在帕诺兹跑车旁边的时候也应该抽一根。"

"你的意思是手里拿根雪茄在弗朗辛面前拍张照？"

"或许吧，但是我想的是你在洗车、擦车的时候，可以抽一根。"

"我还以为你是在嘲笑我吸烟呢，"我最后告诉他，"有个人看了我的博客，看到我提到过雪茄，回复我说我是在吸食毒药，在摧残自己的生命。"

"我想那个家伙肯定没听说过美洲印第安人轮流抽一根烟斗的传统，"他说道，"或者没听说过在很多部落，抽烟是一种庆祝仪式，也是一种连接、分享，成为一家人的方式。"

我再一次发现修·蓝博士表达的关键：爱所有一切。当你爱上它们，就会发生变化。吸烟只在你认为它有害时才有害；汉堡只在你认为它不健康时才不健康。夏威夷的古老传统认为，所有的一切都是源于思想，爱是最伟大的治疗师。

我终于开始了解他，也明白达到零极限状态多么重要了。

但不是每个人都和我有一样的感受。

一天晚上，在一个远程研讨课程上，我给大家讲了我和修·蓝博士在一起的经历，大部分是本书前面已经分享过的。大家聚精会神地听着，然后问问题，似乎都明白了我所讲的事情。但是结束的时候，我惊讶地发现他们又回到了原来的思考模式。说好了对自己的生活要百分之百负责，结果又开始埋怨别人；都赞同修·蓝博士教的方法很强大，但是又都回到老习惯上了。

其中一个说："我不想说'对不起'，因为我说什么就会变成什么。"

我想说:"好的,我们就清理它。"我知道那只是她的一个信念。但是我最后只说:"修·蓝博士说做对你有效的事。"

我承认,开始时这让我很沮丧,但是我很快意识到我必须清理它。毕竟我要对我的生活中发生的事情负百分之百的责任。如果唯一的归零工具是"我爱你",那么我需要清理我在别人身上看到的问题,因为那也是我的。

这可能是"荷欧波诺波诺"疗法中最难理解的部分。没有外在,都在内在。无论体验到什么,体验都发生在内在。

有个人质疑这种说法,问道:"那5000万人把票投给了我不喜欢的总统呢?显然我没法左右他们的行为!"

"你是在哪里体验到这5000万人的呢?"我问。

"你问的是什么意思?"他反问,"我看报纸知道的,我在电视上看到的,事实上就是他们投了他的票。"

"但你是在哪里体验到所有这些信息的呢?"

"在我脑袋里呀,它们是新闻啊。"

"那就是在你内在,对吧?"我问。

"是的,是在我内在处理这些信息的,是这样,但是那些人在我外面啊。我内在没有装5000万人啊。"

"事实上你装了,"我回答说,"你在内在体验到他们,如果你不朝内看，他们就不存在。"

"但是我能在外在看到他们呀。"

"你是在自己内在看到他们的，"我说，"所有的事情都在你的内在经过处理。如果你不处理，它们就不存在。"

"是不是像这样，森林有棵树倒了，因为没人在，那它就不曾发出声响？"

"是的。"

"这听起来很疯狂。"

"没错，"我说，"但这才是回家的路。"

于是，我决定进一步测试一下他："你能告诉我你的下一个念头是什么吗？"

他有一会儿没说话，他本想脱口而出一个答案，但却发现自己做不到。

"没人能预知自己的下一个念头，"我说道，"它出现的时候你可以说出来，但是念头都是从潜意识里冒出来的，你控制不了。你唯一的选择就是念头出现的时候，你是否采取行动。"

"我不明白。"

"念头出现的时候，你可以采取任何行动，但念头都是来自潜意识，为了清理潜意识，获得更好的想法，你必须做些另外的功课。"

"比如说？"

"我正在写这样一本书。"我向他推荐你正在读的这本书。

"这本书和我说的那 5000 万人有什么关系吗?"

"除了在你的念头里,他们不在别处,"我说,"全部在你内在。你所能做的就是清理,清理你头脑中存储的模式。随着你的清理,你的思想就会变得更积极、更有生产力、更加充满爱。"

"我还是觉得很疯狂。"

"我会对此进行清理。"我回答道。

很有可能他永远搞不明白。但是如果我要达到零状态,我必须对他的不理解全权负责。他的记忆就是我的记忆,他的模式就是我的模式。事实上,他说出来就意味着我们共享了这些记忆,所以我清理了,他也就清理了。

写到这儿的时候,我在自己的脑海里、在打每个字时、在电脑前,默念着"我爱你"。在我工作、写字、读书、玩乐、聊天,或是思考时,我都默念"我爱你",是为了不断清理、清理,清理处在我与零状态之间的一切。

你能感觉到这份爱吗?

一天早上,修·蓝博士说他为我想到一个标志,是一个四叶的幸运草。第四片叶子是金色的,像舌头的样子。他花了几分钟给我描述他在脑海里看到的景象。我不确定他是从哪里获得这个景象的，他自己也不知道。

"你得找个设计师帮你把它画出来。"他说。

后来我们一起散步，一起吃午饭并参观了几家店铺。第一家店是做彩绘玻璃艺术的，我们都觉得这些作品很赞。我们正在欣赏店主的作品时，店主说："要是你们需要设计个标志或草图什么的，我可以帮忙。"

修·蓝博士朝我笑笑，同时碰了下我的肩膀。我也笑了，撞了一下他的肩膀。在零极限状态就意味着同步的事经常发生。

本书写到本章的时候，我不得不停下来为另一部电影的制作接受采访，这部电影类似《秘密》，但重点放在如何运用思想以获得健康方面。我在采访一开始就说，拥有思想不如没有思想。我试着解释人类的零极限状态，处在这种状态，你是让神性疗愈你，而非自己疗愈自己。我不知道为什么要说这些。我有部分想法怀疑自己的理智是否正常，但我还是想到哪儿说到哪儿。

采访结束了，一位观看了全程的女士突然说，她也是通过进入零状态来进行治疗的，原来她是个兽医，并借由进入没有思想的零状态，给生病的动物治病。她给我看了几张患有白内障的小狗的照片，然后又拿出几张小狗治好后的照片。

神性再次证明它拥有所有的力量，而不是我。我能做的就是归零自己，然后我能听到并遵循它的指示。

　　昨晚我和一位畅销书作家、自我成长领域的精神导师，在电话中聊了一个半小时。我是他多年的忠实粉丝，他的书我都喜欢，而且一直跟进他的信息。因为他也喜欢我的著作，我们最终取得了联系，但是那天的聊天内容让我深感震惊。

　　这位自我成长领域的专家讲述了他近年来的可怕经历，他被他深爱的人虐待，甚至成了受害者。我很奇怪，他的书都在讲要为自己的生命全权负责，而他怎么能成为受害者呢？

　　我开始明白，几乎每个人，甚至是自我成长领域的专家，以及那些教导别人如何生活的人们（包括我），都不明白自己在做什么，他们生活中仍有些谜团没有解开。他们形成了一种信念，他们认为过去在自己身上行之有效的方法，将来在别人身上也会有效。但是生命并非如此，我们的生命各不相同，而且一直都在变化。每当你以为自己明白了生命的真谛，忽然峰回路转时，生活会再次超出你的掌控。

　　修·蓝博士的工作是教我们放手并信靠神性，不断清理所有妨碍我们接收神性的想法和经验。通过不断的努力，我们只有清理掉那些野草般的模式才能更轻松、更优雅地面对自己的人生。

　　边听着那位自我成长专家的苦难史，我边在心里向神性默念"我爱你"。等结束谈话时，他显然轻松、快乐多了。

修·蓝博士不断地跟我们讲："神性不是个看门人，你不能要求他什么。你要做的就是清理。"

我喜欢和修·蓝博士在一起，他从不介意我问问题。有一天我问他，是不是有了新的清理方法，毕竟他实践"荷欧波诺波诺"超过 25 年了，想必他已经创造出或接收到除"我爱你"之外的新的清理方法。

"你近来是如何清理的呢？"

他咯咯笑了起来，说道："去除神性。"

我呆住了。

"去除神性？"我重复了一遍，思索着是什么意思。

"灵感仍距离零状态一步之遥，我被告知必须去除神性才能真正回归零极限。"修·蓝博士说。

"你怎么去除神性呢？"

"继续清理和归零。"

永远、永远、永远，还是回到那四句可以疗愈一切伤痛的话："我爱你，对不起，请原谅，谢谢你。"

2006 年年底我在波兰华沙的时候，决定给听众们讲讲零极限和零状态。我已经讲了两天的催眠式营销和那本《相信就可以做到》。我发现这里的人们思想开放、富有爱心，而且非常爱学习。所以我讲了本书中的理念：你对自己生命中出现的一切负有完全的责任；疗愈之路只有一条，就是一句"我爱你"。

尽管听众们需要通过翻译来听我演讲，但他们似乎完全理解了我的话，只有一个人问了我一个有趣的问题。

"为什么波兰人整天都在向上帝祈祷、上教堂，但我们还是有战争，城市还是被希特勒轰炸，我们还在帝国铁蹄下生活多年，承受了许多的苦难？为什么我们的祷告不管用，而夏威夷的那个就管用呢？"

我停了一下，思考如何回答，真希望修·蓝博士在我身边，随后我给出了我的回答：

"人们不理解他们说的和感受到的同等重要。大多数人祈祷的时候并不相信上帝会倾听他们说话，或者他们真的会得到帮助。大多人是在感到绝望的时候祈祷，这就意味着他们吸引来更多他们正在感受的东西——绝望。"

问问题的人似乎接受了我的回答，他点点头。但是回到美国后，我给修·蓝博士写了封邮件，问他如何回答那个问题。他回复如下：

阿欧·库：

谢谢你给我这个机会清理我在读到你的问题时出现的感受。

两年前，我在西班牙瓦伦西亚教课，有位美国人在课间来问："我孙子得了癌症，我为他祈祷，求上帝不要让他死。但是他还是走了，为什么会这样?"

"你求错人了，"我回答，"你应该向自己祈祷，不是为你孙子，而是要请求神性宽恕你心里出现的一切感受。"

人们不承认自己是自身体验的根源，鲜有人把祈求指向正在祈求着的内在。

心灵平安

伊贺列卡拉

收到他如此诚恳的答复，我很欣慰，每次他的话都直指人心。大多数人祈祷的时候，都表现出很无力、很无辜的样子。但是在"荷欧波诺波诺"系统中，一切都是你的责任。祈祷就意味着你请求宽恕因你而导致的周围的一切。当祈祷者与神性相连，剩下的事就交给神性好了，要信靠神性会疗愈你的一切。随着你被疗愈，外部环境也得到疗愈。一切的一切，毫无例外，都是在你内在。

拉里·多西在他的《心风潮》一书中也说明了这一点："我们必须记住这些时刻，祈祷似一座与上帝沟通的桥梁，绝不可能失败。它百分之百有效，除非我们因为漠不关心而妨碍它成真。"

与修·蓝博士一起工作后，有一件事一直困扰着我。

随着我不断地成长和觉悟，我开始担心自己早期的著作所传达的理念是错的，而且会误导读者。例如在《相信就可以做到》一书中，我十分强调意图的力量。在完成那部书多年后的现在，我意识到意图是个傻子玩的游戏，是个自我的玩具，真正的力量来自灵感。我还知道接纳生命才是幸福的最大秘密，而不是控制生命。太多的人，包括我自己，都试图通过观想和自我确认来操控世界。我现在明白了，根本没必要。随顺生活，并且不断地清理生活中发生的事情，会让你过得更好。

我开始体会到内维尔·戈达德一定有过的感觉，内维尔是我最喜欢的神秘主义作家，他早期的书多是关于通过"将感觉化为现实"去创造自己的生活。他在许多书，例如《法则与承诺》一书中，把这个叫作"法则"。"法则"一词是指你有能力通过感觉影响这个世界，而"承诺"指的是臣服于神对你的安排。

内维尔一开始通过一种他称之为"觉悟想象"的方法，教导人们获得他们想要的生活。用内维尔最喜爱的一句话来说就是："想象创造现实。"他的第一本书名为《如你所愿》，我后来对这本书做了升级。在书中，他说世界就是在你的掌控之下，告诉神你的愿望，它就会实现。但是在内维尔最后的岁月里，也就是在 1959 年之后，他悟到了更高级的力量：放手，让神性接管你。

问题是，他没法像汽车公司召回汽车那样，收回他早期的著作。我不知道人们有没有生他的气，但我猜不会，他把书留在这个世界，因为他觉得书中谈到的"法则"很管用，可以帮助人们跨跃生命中的障碍。可是我想召回我的书，我觉得我的书误导了人们，我跟修·蓝博士说我觉得自己好像在给这个世界帮倒忙。

"你的书是块垫脚石，"修·蓝博士解释道，"在生命的道路上，人们处于不同的台阶。你的书恰好是有些人在那个当下需要的，他们因你的书而成长，因此可以进阶下一本书。你根本不需要召回其中的任何一本书。它们都很完美。"

每当我想到自己的书，想到内维尔，想到修·蓝博士，想到过去、现在和将来的所有读者，我能说的就是："对不起，请原谅，谢谢你，我爱你。"

清理、清理、清理。

这不是你的错，但却是你的责任。

——乔·维泰利

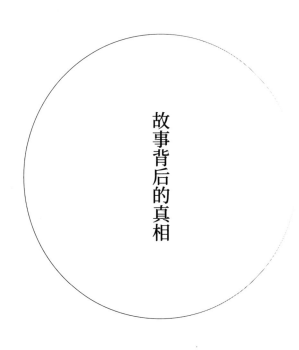

第十四章

故事背后的真相

我和修·蓝博士的故事还没有结束，因为我依然没有完全搞清楚他在精神病医院里面做的事情。

"你从没见过病人？"一天我问他，"从来没有？"

"我在走廊里见过他们，但从来没有把他们当作病人请到我办公室里来。"他说，"有一次我见了其中一位，那个家伙说：'我要杀了你，你知道吗？'我回答：'我敢肯定你这次也会干得很漂亮。'"

修·蓝博士接着说："我一开始在那个关有精神病罪犯的州立医院工作时，那里每天都会发生三四起病人互相攻击的事件。那时大约有 30 个病人，他们都戴着手铐脚镣，被隔离关押，或者禁闭在自己的病房里。医生和护士在楼道里都是背靠着墙走路，因为害怕被攻击。几个月的清理后，这里发生了翻天覆地的变化：不再需要手铐脚镣了，不用隔离了，病人们也被允许出去工作或是运动了。"

但是他到底做了什么，从而带来这样的转变呢？

"我内在发生的事导致了外在的问题，我必须对此负起百分之百的责任,"他说,"我必须清理我内在那些有害的思想,并替之以爱。病人没有问题,问题出在我内在。"

修·蓝博士解释说,以前那里的病人和病房都没有感觉到爱,所以他去爱这一切。

"我看到那些墙,它们需要重新刷漆。"他告诉我,"但是新漆黏性不够,容易剥落。所以我就告诉那些墙,我爱它们,之后,有一天有人刷了墙,这次墙皮没有剥落。"

听起来太奇怪了,但是我已经习惯听他说这类事情了,最后我不得不问他那个最困扰我的事。

"所有的病人都被释放了吗?"

"有两个没有,"他说道,"他们俩被转送到其他地方了。除此之外,整个医院的病人都被治愈了。"

然后他又补充了一些事,让我彻底明白了他所具有的强大威力。

"如果你想知道那几年的情况,就写信给欧玛卡 - 欧 - 卡拉·哈马古奇。她当时是那里的社工。"

我写了信给欧·哈。她回复如下:

亲爱的乔:

谢谢你给我的这次机会。

这封信是我和埃默里·兰斯·奥利维拉一起回复的,她也是和修·蓝博士一起工作过的社工。

我被分配到夏威夷州立精神病医院的一个新设立的法院所属单位担任社工，这个单位叫作"隔离加强戒护单位"。那里关押着犯有如谋杀、伤人、强奸、抢劫、性骚扰，或以上多种罪名的重罪犯人，同时也是被确诊或宣布疑似有严重精神障碍的病人。

有些病人因患精神疾病被判无罪，但出院后又犯罪，再次被关押；也有些罪犯精神严重失常，需要治疗；还有些需要诊断或评定是否他们有能力继续接受审判（比如他们是否有能力理解对他们的指控和为自己辩护）；有些人是精神分裂、双重人格或者是智力严重低下；有些被诊断为精神病或反社会人格；也有些人装病企图蒙骗法官，使他们相信自己患有以上一种或全部精神疾病。

这些人都是一周7天，一天24小时，全天候被关押在这里，只有在外出就医或是出庭时，才被允许在有人押送并戴上手铐脚镣的情况下离开医院。他们大多数时间都被关在隔离室里，隔离室的墙壁和屋顶都是水泥做的，卫生间也被锁着，没有窗户。很多人每天都使用高剂量的药物，基本没有户外活动。

意料之中的是"意外"时有发生，病人攻击工作人员，病人攻击其他病人，病人自虐，病人企图逃跑，等等。工作人员的"意外"也很多，工作人员操控病人，乱用药品，请假不来，对薪资不满，工作人员意见不合，心理学家、心理医生和管理人员流动性大，等等。除此之外，医院还有管线和电力等问题。那是个让人紧张、充满暴力、令人沮丧、野蛮的地方，连植物都不长。

尽管后来那个医院搬到一个重新装修且更加安定的地方，里面还有用栅栏围起来的休息区域，但没有人期待它真的能有什么变化。

所以当"另一个心理学家"出现的时候，大家理所当然地认为他应该会先试着推动一些新东西，执行一些更先进的计划，然后再很快离开。

然而这次来的是修·蓝博士，他除了非常和蔼友善，好像没有什么特别之处。他不做评估、检查、诊断，不提供治疗，也不进行任何心理测试。他常常来得很晚，也不参加病例会议，甚至也不按照规定写工作记录，而是推行什么奇怪的"荷欧波诺波诺"大我意识治疗法，说什么要为自己负百分之百的责任，只观照自己，就能清除那些负面的、有害的能量。

最怪的莫过于这个心理学家总是很自在，总是自得其乐，总能听见他的笑声，他和工作人员开玩笑，而且好像很喜欢这里的工作，大家好像也很喜欢他，尽管他看起来不怎么工作。

事情开始有了转机。隔离室开始没人了，病人们也开始照顾自己，并且还开始参与规划、执行自己的治疗方案。用药量开始下降，他们可以不戴手铐脚镣离开自己的房间。

整个医院开始有了生气，变得更加安静、轻松、安全、干净了，也更积极、有趣、有效率。植物开始生长，水管修好了，暴力事件少见了，工作人员也似乎更融洽、更放松、更有热情了。医院再也没有因为员工请病假而导致人手不够的问题，反倒是人员出现了过剩，大家都担心自己会失业。

有两个特别的事情让我印象颇深，至今难忘。

原来有个患有严重妄想症的偏执狂病人，曾在社会上和医院里有严重伤害的暴力记录，而且他进出医院多次，后来因为谋杀被送到我们医院里来。他总让我感觉毛骨悚然，每次只要他在附近，我脖子后的寒毛总是不由自主地竖起来。

修·蓝博士来了一两年后，有一次他在护卫的陪伴下向我走过来，他没有戴手铐脚镣，而我脖子后面的寒毛也没有竖起来，那感觉好像我只是注意到他，却不带任何评判，即使在我们几乎是肩并肩经过彼此的时候，我也没有往常那种随时准备逃开的反应，事实上，我发现他看上去很平静。当时我已经不在那里工作了，但是我还是想知道发生了什么。后来我得知那个病人已经好一阵子不戴手铐脚镣了，并被放出隔离室很久了。而唯一的解释是有几个工作人员在实践修·蓝博士分享的"荷欧波诺波诺"疗法。

另一件事是我在电视新闻上看到的。当时我在休假，看到新闻里出现了那个医院里的一个病人出庭的报道，他曾猥亵并谋杀了一个三四岁的小姑娘。之前他被诊断有精神问题，不适合出庭审判。他接受了多名心理医生和精神病科医生的诊断和评估，诊断结果是他患有精神失常，有可能被无罪释放。他不用入狱服刑，而是被判在监管比较宽松的州立医院里接受治疗，并且可能获得假释。

修·蓝博士和这个病人进行互动，病人还请求修·蓝博士教他"荷欧波诺波诺"大我意识疗法，据说他开始坚持实践，就像他还是个海军陆战队军官的时候一样。现在的他被诊断已经有能力出庭受审，法院也安排了出庭日期，让他为自己辩护。

尽管多数的病人和他们的律师都选择，也可能永远会选择以精神失常为由进行辩护，但是这位病人没有。在出庭的前一天，他解聘了自己的律师。出庭当天，他站在法庭上，面对法官，恭顺且懊悔地宣布："我必须负责，非常对不起。"没有人想到会出现这种情景，法官愣了好一会儿才反应过来。

之前，我和修·蓝博士与这个病人一起打过两三次网球，尽管这个家伙一直表现得礼貌且善解人意，我还是对他有看法。然而，看到电视上的那一幕，我只感受到了他的温柔和爱，并体会到整个法庭在那一瞬间发生了巨大的变化。法官和律师的声音也变得温和，他周围的人也似乎带着温柔的微笑看着他。这些只是一瞬间的事。

　　所以后来有一天下午，修·蓝博士问我们有没有人愿意和他打网球之后，跟他学习"荷欧波诺波诺"，我马上跳出来报名，并焦急地希望网球赶紧打完。虽然 20 年过去了，今天我依然对神性通过修·蓝博士完成的事感到敬畏。我永远感激修·蓝博士和他的古怪疗法。

　　顺便提一下，如果你想知道的话，那个病人被判有罪，法官受其感动，准许了他的请求，判他在自己家乡的联邦监狱服刑，这样可以离他的妻子和孩子近些。

　　还有，时隔将近 20 年，我一早接到一通以前单位的秘书打来的电话，他想知道修·蓝博士最近是否有时间参加老员工的聚会，这些员工大多数都退休了，几周后我们会有一次聚会。谁知道会发生什么事呢？我会打开天线，收听新的故事。

平静

欧·哈

　　就是这样，修·蓝博士确实在那家精神病医院成就了一个奇迹。通过实践爱与宽恕，他转化了那些毫无希望的，甚至可以说是被社会抛弃的人。

　　这就是爱的力量。

　　当然，我还想多了解一些。

　　完成本书的初稿后，我寄给修·蓝博士审阅，我想让他确认书中内容的准确性，我还希望他能补充可能遗漏的故事。

他收到书稿的一周后，给我回复电子邮件：

阿欧·库：

这是给你的私人邮件，只给你一个人，是我看完《零极限》初稿的回复。我对初稿还有些建议，会在之后的电子邮件里说。

"你成功了。"莫娜语气平静地说。

"我哪里成功了？"我问。

"你成功清理了夏威夷的精神病医院啊。"

在 1987 年 7 月的那个夏日，虽然我感觉到莫娜话里的果决，我还是说："我必须提前两周通知他们。"当然，后来我没有那么做。一直没来得及处理，医院里的人也没再向我提起。

我再也没有去医院，甚至没有出席医院为我举办的欢送晚会。朋友们只好在我缺席的情况下送别了我。而送别的礼物则在晚会后被送到大我基金会的办公室。

我珍爱那些在夏威夷州立医院工作的日子，我爱那里的人们。不知从何时起，我从一个心理学家变成了那个大家庭中的一员。

我每周有 20 个小时和那里的工作人员、病人、管理人员、警察，以及医院里可见与不可见的力量紧密地生活在一起，就这样过了 3 年。

隔离室、镣铐、抑制类药物，以及其他控制病人的形式，被当作正规且可接受的工作方式时，我在场。

后来，隔离室和金属镣铐不再使用时，我也在场。什么时候消失的，没人知道。

肢体和语言暴力冲突也几乎消失了，药物使用也减少了。

不知什么时候，病人不需要医生的证明就可以不戴镣铐，出来工作或活动了。

不知不觉间，医院从疯狂、紧张，转变为平静、安详。

而长期人员不足，也渐渐变成人员过剩。

所以我想说，我是医院里亲密、积极的家庭成员，而不是旁观者。

是的，我没有实施治疗，也没有做心理测试，也没有参加员工会议，也不出席病例会议。但是，我确确实实积极参与了医院的工作。

第一次院内工作计划（卖烤饼干）开始时，我在场；第一次院外活动（洗汽车）开始时，我在场；第一次院外休闲活动计划开始时，我也在场。

我没有做一般心理学家会做的事，并不是因为我觉得它们没有用，只是出于某些难以描述的原因而没有那么做。

然而，我会在医院里散步，参与烤饼干，和大家一起到院外慢跑、打网球。

但是我做得最多的事是，在这个医院工作期间，每周的前前后后，在医院的里里外外，我都清理自己，这样持续了整整3年。每天早晚我都会清理自己内在跟医院有关的一切，而如果我脑海里浮现跟医院有关的任何事，我会继续清理。

谢谢你。

我爱你。

大我的平静

伊贺列卡拉

我喜欢修·蓝博士的进一步解释，不仅展示了他的谦逊，还帮助我了解到他在医院做过和没做过的事。

我给他回信，请求他许可在书里刊登这封信，以便和读者分享。他回复了一个我最期待的字：行。

我还没有和这位奇人学完，我们决定一起带领研讨会，当然也要合写这本书。起码我现在知道他如何把整个医院患有精神疾病的罪犯都治好了。他用在每件事上的方法就是：在自己身上下功夫。他在自己身上下功夫就用三个字："我爱你。"

当然，这个简单的技巧，你我都能做到。如果让我总结一下最新版的"荷欧波诺波诺"大我意识疗法的话，那就是：

1.持续清理和归零；

214

2. 依照出现的灵感和机会采取行动；

3. 继续清理和归零。

就这么简单。这是有史以来最简洁的成功途径，这也可能是阻碍最少的途径，也可能是到达零状态最直接的途径。开始和结束都是一句神奇的"我爱你"。

这是通往零极限的旅程。

是的，就是"我爱你"。

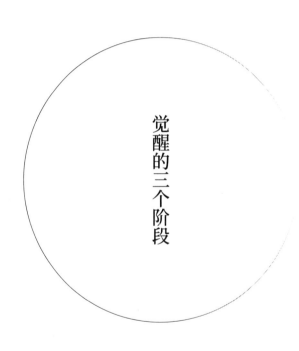

觉醒的三个阶段

尾声

一天有记者问我：一年后你觉得自己会是什么样子呢？

要是在过去，我会给他一个我希望达成的财务数字，我会谈及我的计划、目标以及意图，我会告诉他我想写的书，或我希望成就的事情，想开创的事业，想买的东西，等等。但是和修·蓝博士一起工作这么久之后，我不再设定什么目标或意图，也不再规划未来了。所以我此刻的真实回答是："无论我会成为什么样子，都远比我现在可以想象的还要好。"

这个回答，要比以前的看上去深刻得多。它来自灵感，说出这个答案时我也吃了一惊。它也揭示了我当前的思想状态：比起下一秒钟，我更在意当下。当我专注在当下时，未来的一切也清晰地为我展开。有一次我跟修·蓝博士说："我这些天的意念都以神性的意念为主。"

就在几分钟前，我把记者的问题和我来自灵感的答案说给一位朋友听，他非常喜欢。他已经和我一起实践"荷欧波诺波诺"几个月了，所以他了解事实的本相：当你放下自我及自我的欲望时，你就允许更好的对象——神性——来引领你。

这是全新的我和全新的领悟，都是我内在苏醒的一部分。当然这不是一蹴而就的，而是通过诵念"我爱你"和其他的句子，让我进入更深层的觉知，也就是有些人说的觉醒，甚至是开悟。我觉得觉醒有三个阶段，差不多可以作为生命灵性之旅的地图。它们是：

第一阶段：你是受害者

我们差不多生来就有无力感，并且大多数人会一直维持这种状态。我们认为世界就是要剥削、压迫我们：政府、邻居、社会，还有各种坏蛋，处处刁难我们。我们觉得自己是整个世界种下的因所结的果，我们没有任何影响力。我们挣扎、抱怨、抗议，还聚集起来与掌权的人抗争。除了偶尔参加些聚会快乐一下，总的来说，生活很糟糕。

第二阶段：你获得掌控

不知什么时候，你看了部改变生命的电影，如《秘密》，或者你看到一本书，如《相信就可以做到》或者《信念的力量》，你开始觉察到自己的力量，你领悟到设定意图的力量，你领悟到视觉化的力量，你开始想象自己想要的未来，采取行动，直到成功。你开始经历一些奇迹，你开始体验到一些很酷的结果。总的来说，生活开始变得很不错了。

第三阶段：你开始觉醒

经历了前两个阶段后，你开始意识到意图就是限制。你了解到即使用尽自己新发现的力量，依然不能控制所有的事。你开始觉察到，当你臣服于某种更大的力量时，奇迹开始发生。你开始放手、相信，你开始练习时时刻刻和神性连接，你开始学会了抓住灵感并且依其行事。你意识到对于生命你可以选择却不能控制，你还意识到自己所能做的最妙的事，就是接受每个当下。在这个阶段，奇迹不断发生，时时令你惊叹。总的来说，你时时刻刻生活在惊喜、奇迹和感恩中。

我现在已达到第三个阶段，或许你也是。因为你会和我一起共同驰骋，让我试着更深入地讲讲我的觉醒，也许有助于你为即将发生的体验做好准备，又或者帮你更加清楚地了解目前体验到的状况。

我在修·蓝博士第一次的研讨会上瞥见了神性。与他相处的最初几天，我的心智不再喋喋不休。我接纳这一切，心中涌起一种不可思议的平静，爱成了我的咒语，不停地在我脑中盘旋。

但这次瞥见还有后文。

每当我和修·蓝博士在一起时，我都能感受到平静。我肯定这是一种音叉效应，他的频率影响了我，带我进入平静与和谐的状态。

第二次研讨会中，我开始有了所谓的超自然心灵感应的体验。我看到了人体的气场，看到有天使围绕在人们周围。我还接收到一些图像。我记得自己看到一个隐形的猫绕在娜瑞莎的脖子上，当我告诉她时，她笑了。不管我看到的是真是假，但它确实使娜瑞莎变得开心了，她变得红光满面。

修·蓝博士经常看见人们头上冒出问号，这让他知道在活动中该叫谁。当他看到隐形的符号或者隐形的存在时，他会说："我知道，这听起来很疯狂，心理医生会把说这类东西的人关起来的。"

当然，他说得没错，不过一旦开始觉醒，就无法回头了。在第一次"超越彰显"周末活动上，我解读了一些人的能量场，他们惊讶极了。我不能说这是天赋，因为这是人人都有的能力。显然我们大脑中某个未被开发的部分被激活并起作用了。现在，我想看就能看见。我跟修·蓝博士讲："好像万物都在跟我说话。所有的东西都是活的。"他会意地笑了。

第二次"超越彰显"周末活动上，我有了另一次顿悟的体验。我瞥见了开悟，体验到了神性。就好像有一扇窗户被拉开，一瞬间与生命的本源合而为一。这是很难解释的，就像跟你描述外星球上的花一样难。瞥见之后，我消失了，零极限转化了我。这种体验对我来说像是试金石，我可以回味，重新体验。从某种方面来说，这种感觉好极了，我好像有了一张去极乐世界的门票。但另一方面它依然是一种记忆，阻止我体验当下，我能做的只有不断清理和归零。

有时候在会议中，我会放松下来，让眼神发虚，这样我就能够看到表象背后的真相。这就像时间停止了，或者至少是放慢了，让我能感知到潜藏在生命之下的基底。有点像剥落表面的一层涂料后发现一幅大师真迹的感觉，可以称它为天眼通、X光眼，或神眼。我会说这是"乔·维泰利"（或"阿欧·库"）消失在零状态中，或我眼睛感知到它。零极限确实存在，如是而已。在那种状态里，没有困惑，一切清澈。

我并不住在那种状态里，我还是要回到所谓的现实中来，我依然有挑战。当赖利·金问我，你有没有难熬的日子时，我说有，我还是有的。修·蓝博士说我们永远都会有问题的。"荷欧波诺波诺"提供了解决问题的方法。只要我不断地对神性说"我爱你"，不断地清理，我就能回到零极限状态。

来自零状态的信息，如果用一个词来描述的话就是"爱"。所以不断地说"我爱你"，可以帮助我们接通零极限。不停地诵念有助于中和我们觉醒之路上的记忆、模式和限制。当我不断地归零时，我就不断回到纯粹的灵感中。当我依循灵感采取行动，超乎我想象的奇迹就会发生。我所需要做的就是持续下去。

有人认为留意去听脑海里出现的声音的音调，就可以知道是不是灵感。一个朋友曾说："我知道自我和神性之间声音的区别，自我的声音听起来比较急促，而灵感的声音听起来比较轻柔。"

我认为这是自欺欺人。不论哪种声音都来自自我，即使你在读本书的此刻，还是你在读给自己听。你还在质疑你正在读的东西，因为你已经认同了那个声音，并认为那就是你。不是的，神性和灵感在那个声音之后。随着你不断实践"荷欧波诺波诺"，你就越来越清楚什么是灵感，什么不是。

正如修·蓝博士经常提醒我们的："这不是一蹴而就的，是要花时间的。"

我再补充几句：觉醒随时可能发生，甚至在读这本书、散步，或是在抚摸一只狗的时候都可能发生，这跟外在的境况无关，只和你内在的状态有关。这一切都起始并结束于一句美好的表达：

"我爱你。"

零极限基本原则

永远的平静、现在、将来、永远

一、你无法知道当下发生的事

想知道你周围发生的所有事情是不可能的，在你没有觉察的情况下，你的身体和大脑正在进行自我调整，无数不可见的信号在空中发送。从无线电波到思维意识，这一切你的意识都无从感知，而你确实是自身现实的共同创造者，但这一切都是无意识地发生的，你的意识并不知道，也无法控制这个过程。这就是为什么你可以怀有美好的想法，却依然穷困潦倒的原因。你的意识不是真正的创造者。

二、你无法控制每件事

很显然，既然你无法了解周遭发生的一切，你就无法控制这一切。认为世界遵照自己的命令，这是小我的把戏。既然小我无法知晓正在发生的一切，那么让它来决定什么对你最有益，显然不够明智。你可以选择，但你无法控制。你可以用自己的意识，去选择你要的体验，但你必须学会放手，不去管它是否会实现，或怎么出现，以及何时实现。臣服才是关键。

三、你可以疗愈发生的一切

无论你生命中出现什么，无论它是如何出现的，都需要你来疗愈，只因它们出现在你的感知范围里。也就是说，"你能感觉到的，你就能疗愈它"。即使是你在他人身上看到的，困扰你了，也需要你来疗愈它。或者如奥普拉所言（这是我听别人说的）："拥有才看得见。"你可能不明白它为什么出现在你的生活中，怎么找上你的，但现在你看到它了，所以你能放下它。你疗愈得越多，就越能清晰地实现自己的期望，因为你释放了滞塞的能量，能创造其他的事物。

四、你对自己体验到的一切负有百分百的责任

发生在你生命中的事，不是你的错，但是你的责任。这个"责任"不仅包括你所言、所行、所想的一切，还包括你生命中出现的其他人所言、所行、所想的一切。当你对这一切负起责任时，别人的问题就是你的问题。这和第三条原则联系在一起，你可以疗愈发生的一切。简而言之，对于现状，你不能指责任何人、任何事，你能做的只有负起责任，接受它、拥抱它、爱它。你疗愈得越多，你越与本源同频。

五、到达零极限的秘诀只是一句"我爱你"

让你获得不可思议的平静，从疗愈到彰显的通关口令，就是一句简单的"我爱你"。向神性说"我爱你"，清理你的一切，然后你就能体验到奇迹时刻：零极限。这个爱是爱所有一

切，爱你的肥胖、上瘾、问题儿童、吸毒的邻居和伴侣，爱一切的一切。爱会转化阻塞的能量并释放它。"我爱你"如同"芝麻开门"为你开启体验神性的大门。

六、灵感比意图更重要

意图是心智的玩具，灵感是神性的指令。时候到了，你会臣服，开始倾听，而不是乞求和等待。意图是以狭隘的自我意识的眼光，试图去控制生命。灵感是收到神性的信息，并采取行动。意图奏效会带来结果，灵感奏效会带来奇迹。你选哪个？

附录二

如何疗愈自己和他人，并找到健康、财富和幸福

有两种有效的"荷欧波诺波诺"疗法，可以用来疗愈你或其他人，疗愈你觉察到的任何事。记住：你在别人那里看到的问题，都存在于你的内在，所以，所有的疗愈都是疗愈自己，没人能代替你，只有你自己能完成这一步。整个世界都在你的内在。

第一个方法是莫娜的祈祷文，莫娜用它疗愈了成千上万人，它简单却威力强大：

神圣的创造者、父亲、母亲、孩子合而为一……从创世之初到现在，如果我、我的家人、朋友或祖先，不论是在思想、语言、行为还是行动上曾经触犯过你、你的家人、朋友或祖先，我们请求你们的宽恕……祈求这种清零、净化和释放，能中断所有负面的记忆、障碍、能量或波动，并把这些不需要的能量转化为纯净的光……这一切就完成了。

第二个方法是修·蓝博士喜欢的方式，先说"对不起"和"请原谅"，这样说是要承认有样东西，在你不知情的情况下，进入了你的身体或心智系统中，你不知道它是怎么来的，当然你也不必知道。如果你的身体超重，只要你知道了让你超重的

模式，通过说"对不起"，你是在告诉神性，你想请求宽恕内在的自己，是他造成了这样的情况，你不是请神性宽恕你，而是请求神性帮助你宽恕你自己。

在那之后，你说"谢谢你"和"我爱你"。"谢谢你"是表达你的感激，表现你的信任，相信所有的问题都会以对每个相关者来说最好的方式获得解决。"我爱你"让阻塞的能量重新流动起来，让你与神性重新连接。零状态是纯粹的爱，并且没有极限，通过表达爱，你会到达那个状态。

接下来的事，就完全交给神性好了。你或许会获得天启，你要采取一些行动。无论是什么天启，你都要采取行动。如果你不确定采取什么行动，就对你的困惑用同样的方法清理，清理后，你就知道该做什么了。

这就是新一代简化版的"荷欧波诺波诺"大我意识疗法。

谢谢你和我一起阅读这篇附录，我心怀感激……

我热爱"荷欧波诺波诺"大我意识疗法，热爱我敬爱的夏威夷治疗师莫娜·纳拉玛库·西蒙那，她在 1982 年 11 月慈悲地与我分享了这个疗法。

本文是根据我 2005 年记录在笔记本里的想法写成的。

2005 年 1 月 9 日

即使不清楚问题的症结所在，却还是可以解决问题——领悟到这一点让我感到全然的解脱与喜悦。

生存的一部分目的就是解决问题，这也是"荷欧波诺波诺"大我意识疗法的作用所在。而要解决问题，得先提出两个疑问：我是谁？在生命中，究竟是谁在做主？

苏格拉底的洞见——理解宇宙的本质，要从"认识你自己"开始。

2005 年 1 月 21 日

究竟是谁在做主？

包括科学研究团体在内的绝大多数人，都把世界看作一个物质实体。当前为了找出心脏病、癌症和糖尿病的起因与疗法，而针对 DNA 进行的研究就是最好的例子（见表一）。

因	果
有瑕疵的 DNA	心脏病
有瑕疵的 DNA	癌症
有瑕疵的 DNA	糖尿病
物质的	物质问题
物质的	环境问题

表一　因果法则：物质模型

智力，即意识，认为自己可以解决问题，可以控制让什么事发生或让什么事被体验到。

丹麦作家诺瑞钱德在他的著作《使用者的幻觉》里，对意识进行了剖析，为它描绘了一幅不一样的图景。他引用多项学术研究，尤其是加州大学利贝特教授的研究，结果显示：在意识做决定之前，决定就已经出现了，而意识对此毫无觉察，还认为是自己做了决定。

诺瑞钱德还引用某项研究，显示每秒钟有数百万比特的信息在流动，而意识只能觉察到其中15比特到20比特的信息量。

如果不是意识或智力在做主，那么究竟是谁在做主？

2005 年 2 月 8 日

重播的记忆调控着潜意识里体验到的一切。

潜意识会模仿、回应重播的记忆，间接感受一切。潜意识的所行、所观、所感和决定完全受记忆摆布。在毫无觉察的情况下，意识也是通过重播的记忆在运作。研究显示，重播的记忆能够支配意识的体验（见表二）。

因	果
在潜意识里重播的记忆	物质的——心脏病
在潜意识里重播的记忆	物质的——癌症
在潜意识里重播的记忆	物质的——糖尿病
在潜意识里重播的记忆	物质问题——肉体
在潜意识里重播的记忆	物质问题——世界

表二　因果法则："荷欧波诺波诺"大我意识疗法

潜意识里的肉体和世界多是重播的记忆创造的，绝少由灵感创造。

2005 年 2 月 23 日

潜意识、意识，还有灵魂，都不会自己创造念头、思想、感受和行动。就像之前提过的，体验会与重播的记忆及灵感产生共鸣。

但人们以自己的幻想来理解事情，
完全不顾事情本身的目的。

　　　　　　　　　　　——莎士比亚

要从根本上认知到，灵魂并不会创造自身的体验，它的理解、感受、行为和决定都来自记忆，或者，在极少数的情况下，来自灵感。

要解决问题，最重要的是要意识到：肉体和世界本身不是问题，而是结果。那么，是在潜意识里重播的记忆在做主吗？

可怜的灵魂，万恶领地的中心，
被自己布下的反叛势力所俘虏。
既已内心憔悴，奄奄一息，
却又为何竭力把躯壳装扮得如此华贵？

　　　　　　——莎士比亚，《十四行诗》第 146 首

2005 年 3 月 12 日

"空"是大我意识、心智和宇宙的基础，是神性智慧将灵感注入潜意识之前的状态（见图一）。

所有的科学家都知道，宇宙从空无中来，也将回归到空无

中去。这个宇宙开始于零，结束于零。

　　——查尔斯·塞夫，《零的故事——动摇哲学、科学、数学及宗教的概念》

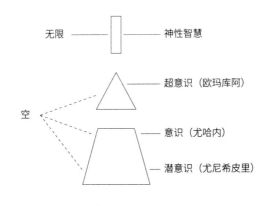

图一　"空"的状态图

　　重播的记忆会取代大我意识的"空"，阻碍神性灵感的彰显。要纠正这样的错位，重新建立大我意识，必须通过神性智慧，将记忆转化成"空"。

　　清理、清理、清理，找到自己的香格里拉。在哪里？在你心里。

　　　　　　　　　　　　　　——莫娜·纳拉玛库·西蒙那

岩石造的高楼，铜铸的墙壁，

不透气的地牢，坚固的铁链，

都无法禁锢灵性的力量。

——莎士比亚

2005 年 3 月 22 日

存在是来自神性智慧的礼物，而这个礼物的唯一目的，就是要通过解决问题，重建大我意识。夏威夷有一种通过忏悔、宽恕和转化解决问题的古老疗法，而"荷欧波诺波诺"大我意识疗法就是这个疗法的升级版本。

不要判断别人，否则你们也要受判断；不要定别人的罪，否则你们也要被定罪；宽恕别人，你们也会被宽恕。

——耶稣，《路加福音：第六章》

大我意识由四个部分组成：神性智慧、超意识、意识和潜意识，而实践"荷欧波诺波诺"时，这四个部分都必须完全参与，合而为一地一起工作。问题是来自潜意识里重播的记忆，而在解决问题的过程中，大我意识的每个部分都有自己的独特角色和功能。

超意识里没有记忆，它不受潜意识中重播记忆的影响。超意识总是与神性智慧合一，不管神性智慧如何，超意识都与之相伴。

大我意识通过灵感和记忆运作。或记忆，或灵感，不论何时，潜意识都只能听令于二者中的一个。大我意识一次只能为一个主人服务，而那个主人通常是花刺般的记忆，而不是玫瑰花般的灵感（见图二）。

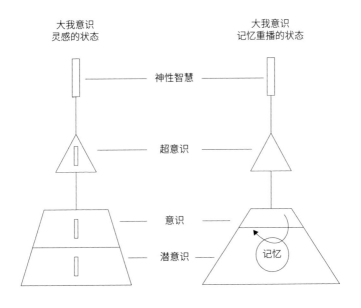

图二　灵感的状态与记忆重播的状态

2005 年 4 月 30 日

我的悲痛只能自己承受。

——约翰·克莱尔

"空"是一切生命和非生命个体意识的共同基底及平衡者，它是可见及不可见的整个宇宙不灭和永恒的基础。

我们相信这些真理是不证自明的，人人（所有生命形式）生而平等……

——托马斯·杰斐逊，《美国独立宣言》

重播的记忆会取代大我意识的共同基础，将心智带离它在"空"与无限中的本来位置。虽然记忆会取代"空"，却无法摧毁"空"。空无怎么可能被摧毁呢？

家有内讧难维系。

——亚伯拉罕·林肯

2005 年 5 月 5 日

要让大我意识时时刻刻保持原样，必须不间断地实践"荷欧波诺波诺"。跟记忆一样，"荷欧波诺波诺"永远不能休假，不能退休，不能睡觉，不能停止，因为……

……在你快乐的日子里不要忘记，

不知名的恶魔（重播的记忆）也正在你背后捣鬼！

——杰弗里·乔叟，《坎特伯雷故事集》

2005 年 5 月 12 日

意识可以启动"荷欧波诺波诺"疗法去释放记忆，或者它也可以让记忆忙于责难或思考（见图三）。

1. 意识启动"荷欧波诺波诺"解决问题的流程，祈求神性智慧将记忆转化为"空"。意识承认问题来自潜意识里重播的记忆，而它要为这些记忆负百分之百的责任。这个祈求会从意识下移到潜意识（见图四）。

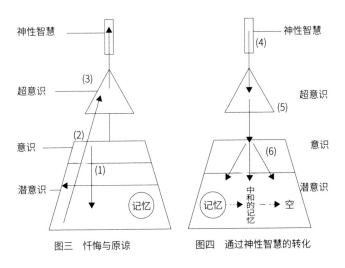

图三　忏悔与原谅　　　　图四　通过神性智慧的转化

2. 下移到潜意识的祈求会轻轻搅动记忆，以便转化。然后，祈求会从潜意识上移到超意识。

3. 超意识会重新审视这个祈求，并做出适当改变，超意识因为与神性智慧频率一致，所以有能力重新审视，并做出相应改变。之后，祈求会被上传到神性智慧，做最后的审视和考虑。

4. 重新审视过从超意识送来的祈求以后，神性智慧会将用来转化的能量传送到超意识。

5. 接着，用来转化的能量会从超意识传送到意识。

6. 最后，用来转化的能量会从意识传送到潜意识。这个能量会先中和指定的记忆，被中和的记忆就会被释放，仅留下"空"。

2005 年 6 月 12 日

思考和责难是记忆在重播（见图二）。

灵魂在不知道究竟发生了什么的情况下，仍然可以被神性智慧启动。得到灵感与神性创造力的唯一要求，就是大我意识要一直保持原样。而要保持大我意识的原样，就必须持续地清理记忆。

记忆是潜意识的贴身死党，它从来不会离开潜意识去休假或退休，而是不间断地重播且永不止息：

法学家的故事

喔，那突然靠近的忧愁，

向世俗的极乐淋上苦水，

终结了所有现实努力的喜悦！

忧愁替代了我们坚守的目标。

为了你的安全请再三注意，

在你快乐的日子里不要忘记，

不知名的恶魔也正在你背后捣鬼！

——杰弗里·乔叟，《坎特伯雷故事集》

要想与记忆永远绝交，就必须彻底清除记忆。

1971 年在艾奥瓦州，我第二次坠入爱河，接着我的女儿，亲爱的 M，出生了。

看着妻子在照顾 M，我感觉到自己对她们的爱越来越深。现在我有两个最棒的人可以爱呢。

那年夏天我完成了在犹他州研究所的学业，我和妻子必须做出选择：回夏威夷，或是在艾奥瓦州继续读书。

我们在艾奥瓦州的生活才刚刚开始，立刻就又面临了两个困难。第一个困难是，自从我们把 M 从医院带回家后，她就一直哭个不停。

　　第二个困难是，艾奥瓦州正经历 20 世纪最糟糕的冬天。连续几个星期，我每天早上都要在屋里用力地踹开公寓大门，然后再用手去捶打门的边缘，把埋在门外另外一边的冰块弄掉。

　　大概在 M 1 岁的时候，她的毯子上总是出现血渍。现在我才明白，那时她哭个不停正是因为她的皮肤出现了严重的问题，那个问题直到很久以后才被诊断出来。

　　许多个夜里，当我看到 M 在断断续续的睡眠中不停地挠痒时，我常常无助地哭泣。类固醇对她一点用也没有。

　　M 到了 3 岁，血常常不停地从她的手肘和膝盖弯曲处的裂缝中、手指和脚趾关节周围的裂缝中流出，她手臂内侧和脖子周围都被粗糙的硬皮覆盖着。

　　9 年后的一天（那时我们已经回到夏威夷了），我和 M 以及她妹妹正在开车回家的路上。突然间，在没有事先计划的情况下，我发现自己居然把车调了头，往我位于威基基的办公室开去。

　　"喔，你们来看我了。"莫娜在我们仨踏进她办公室时轻轻地说。她一边把桌上的文件移开，一边抬起头看着 M。"你想问我什么问题吗？"她温柔地问。

　　M 伸出双臂，露出蚀刻在她手臂上多年的痛苦与悲伤，那些像写满文字的腓尼基卷轴一样的疤痕。"好。"莫娜回应了一声，然后闭上眼。

莫娜当时在做什么？这个"荷欧波诺波诺"大我意识疗法的创始人正在实践"荷欧波诺波诺"大我意识疗法。1 年后，M 长达 13 年的流血、结疤、痛苦、悲伤和用药都结束了。

"荷欧波诺波诺"大我意识疗法学生

2005 年 6 月 30 日

生命的目的就是要活出大我意识，因为神性完全依照自己的样貌——空和无限——创造了大我意识。

生命所有的体验都是在表达重播的记忆和灵感。沮丧、思考、责难、贫穷、憎恶、怨恨和悲伤就像莎士比亚在他的一首十四行诗里写下的，是"过往遗憾的悲歌"。

意识有个选择：要么不间断地清理，要让记忆不间断地重播问题。

2005 年 12 月 12 日

意识若单独行事，是对神性智慧最珍贵的礼物，大我意识的无知，也是对问题真实面貌的无知，这样的无知对问题的解决不起作用。可怜的灵魂就一直被留在持续又不必要的悲伤之中，多让人难过啊！

意识必须认识到大我意识的礼物——"不可思议的富足"。

大我意识和它的创造者神性智慧一样，都是永生的、不灭的。无知的后果就是世世代代都耗费在毫无意义且永不间断的贫穷、疾病、战争和死亡所形成的错误实相里。

2005 年 12 月 24 日

物质世界是大我意识中记忆和灵感的展现结果。改变大我意识的状态，便会改变物质世界的状态。

究竟是谁在做主？是灵感，还是重播的记忆？选择在于意识。

2006 年 2 月 7 日（跳到 2006 年）

以下是"荷欧波诺波诺"大我意识疗法解决问题的四个步骤，可以通过清空在潜意识里重播的问题记忆，来重建大我意识。

1. "我爱你"：当灵魂体验到重播问题的记忆时，轻轻地，或是在脑海里对这些记忆说："我爱你，亲爱的记忆。我很感激有这次机会把我和你们全部释放。"你可以一次次地、安静地重复说"我爱你"。记忆永远不会休假或退休，除非你辞退它。"我爱你"甚至可以在你没有意识到问题的时候使用，例如在你要从事任何活动之前，像是打电话或接电话，抑或是你要上车去某处之前。

> 要爱你们的仇敌，好好对待仇视你的人。
>
> ——耶稣，《路加福音：第六章》

2.**"谢谢你"**：这个步骤可以和"我爱你"一起使用，或代替"我爱你"。跟"我爱你"一样，"谢谢你"可以一遍遍地在脑海里重复。

3.**蓝色太阳水**：喝大量的水是一个很棒的解决问题的方式，尤其是喝蓝色太阳水。找一个非金属盖子的蓝色玻璃容器，把自来水注入这个容器里，然后把蓝色玻璃容器放在太阳光或白炽灯（不要用荧光灯）底下照射一个小时以上。当水接受过太阳光或灯光的作用以后，你就可以用在很多地方，可以拿来喝、烹调，或者在洗澡的最后用来冲洗身体。蔬菜和水果就非常喜欢被蓝色太阳水洗涤！与"我爱你"和"谢谢你"这两个步骤一样，蓝色太阳水会清空在你潜意识里重播的问题记忆。所以，把记忆喝没了！

4.**草莓和蓝莓**：这两种水果可以清空记忆。新鲜或干燥的都可以，也可以是果酱、果冻，甚至是冰激凌上面的糖浆哦！

2005 年 12 月 27 日（跳回 2005 年）

几个月前，我有了一个主意，想要制作一张让"荷欧波诺波诺"大我意识疗法里面的必要角色"自我介绍"的词汇表。你有空的时候可以多跟它们认识认识！

大我意识：我是大我意识。我是由四个元素组成的：神性智慧、超意识、意识和潜意识。我是由神性智慧完全依照它自身的样貌——空和无限——创造的。

神性智慧：我是神性智慧。我就是无限。我创造了大我意识和灵感，我将记忆转化为"空"。

超意识：我是超意识。我负责监督意识和潜意识。意识会启动"荷欧波诺波诺"，向神性智慧祈祷，而我就要审视那个祈祷，并做出适当的改变。我不受潜意识里重播的记忆影响，我和神圣的创造者总是合一的。

意识：我是意识。我拥有的礼物是选择。我可以让持续不断的记忆支配我和我潜意识的体验，或者我可以通过不间断地实践"荷欧波诺波诺"来释放记忆，或者向神性智慧祈求指引。

潜意识：我是潜意识。我是创世以来所有记忆累积的储藏室。我是体验以重播的记忆或灵感的形式出现的地方，我是肉体和世界以重播的记忆或灵感的形式存在的地方，我是问题的居所，是重播记忆的住处。

空：我是空。我是大我意识和宇宙的基础。我是来自神性智慧（也就是无限）的灵感所在的地方。潜意识里重播的记忆可以取代我并阻碍来自神性智慧的灵感流入，但它无法摧毁我。

无限：我是无限，是神性智慧。娇嫩的玫瑰花般的灵感从我流入大我意识的"空"，却轻易地被花刺般的记忆所取代。

灵感：我是灵感，我是无限，是神性智慧的创造物。我从"空"彰显到潜意识里，以全新事件的形式被体验。

记忆：我是记忆。我是潜意识里过往体验的记录。我一旦被触动，就会重播过去的经验。

问题：我是问题。我是潜意识里再次重播过去经验的记忆。

经验：我是经验（体验）。我是潜意识里记忆重播或灵感的结果。

运作系统：我是运作系统。我以"空"、灵感和记忆来运作大我意识。

"荷欧波诺波诺"：我是一种古老的夏威夷问题解决法，1983 年被授予夏威夷州州宝称号的莫娜·纳拉玛库·西蒙那，为适用于当今社会，而将我更新。我由三个元素组成：忏悔、宽恕和转化。我是由意识启动的祈求，祈求神性智慧清空记忆，重新建立大我意识。我起始于意识。

忏悔：我是忏悔。我是启动"荷欧波诺波诺"的开端，是意识的祈求，让神性智慧将记忆转化为"空"。通过我，意识承认它对于创造、接受及累积在潜意识里重播的问题记忆负有责任。

宽恕：我是宽恕。我和忏悔都是意识发出的祈求，祈求神圣创造者转化潜意识里的记忆至"空"。意识不只是感到懊悔，它也祈求神性智慧的宽恕。

转化：我是转化。神性智慧使用我去中和、释放潜意识里的记忆至"空"。只有神性智慧可以使用我。

富足：我是富足。我是大我意识。

贫乏：我是贫乏。我是应该被取消的记忆。我替换了大我意识，阻碍来自神性智慧的灵感注入潜意识中！

所有的心灵书籍都在说一个东西，却有两个面向。

这一个东西就是荣格所谓的"完整的心灵状态"；是六祖慧能说的"自性"（"何期自性本自清静；何期自性本不生灭；何期自性本自具足；何期自性本无动摇；何期自性能生万法"）；是催眠大师米尔顿·埃里克森说的"每个人都是 OK 的"；是佛陀开悟后说的第一句话"众生皆有如来智慧德相"；是孟子的"人人皆可为尧舜"；是王阳明的"个个人心有仲尼"；是耶稣说的"天堂就在你心里"；是隆波田说的"不成为什么"；是伊贺列卡拉说的"零极限"……

两个面向，一种是把你当"还不是那个"来看待，另一种是把你当"已经是那个"来看待。

第一种面向，有一个从"不是"到"是"的过程，有过程就有时间的加入，就有思考、努力、艰辛、付出、牺牲、疗愈、释放、宽恕等的介入。这带来了各种人际冲突和问题。以这个面向为基础的解决方法，只会"剪不断，理还乱"。

第二种面向，你已经"是"了，无法再"是"。你如何打开一扇已经开启的门？除非你想玩这个游戏，你会先把门关上，再打开。

同样，你如何才能"是"呢？你得先玩个"你不是"的游戏。于是，就有了各种让自己"不是"的游戏。上演各种问题、困扰、纠结、痛苦，让自己处于"不是"。然后再去找大师、经典、法门……通过不懈的努力，一点点向"是"的方向上挪进。

但是，为了让游戏更好玩，一开始时，你会极力逃避"是"的道路，而去找那些听起来不错，看起来更好玩的道路，让自己觉得可以"掌控"的道路，至少是让自我可以得意一段时间的道路或玩具……

套用一句名言来说就是："是"的活法是相似的，"不是"的活法各有各的"不是"。要么原地转身360°，要么经过千辛万苦，绕一个巨大的圆圈，再次回到起点。也就是回到此时此地此我此世界，但你已经不是原来的你了……

以此观之，你所接触的各种大师、经典、法门是哪种？"荷欧波诺波诺"又是哪种？

想更深入理解"这个世界发生的一切都与你有关"，可参看我翻译的另两本书《无量之网》和《你值得过更好的生活》。

如果有缘，将来我们会在最恰当的时空相遇，一起探讨再次更新的"荷欧波诺波诺"（如果它可以被更新一次，就可以永远被更新）。

作者简介：

[美] 乔·维泰利（Joe Vitale）
畅销书作家及《秘密》的作者之一

　　拥有精神病学博士学位。营销顾问公司"催眠营销股份有限公司"总裁，因为对营销的敏锐直觉，而被称为"网络营销大师"。著有《相信就可以做到》《每分钟都有顾客诞生》《The Key：启动正向吸引力的钥匙》等。

[美] 伊贺列卡拉·修·蓝博士（Ihaleakala Hew Len, PhD.）
"宇宙的自由·大我基金会" 荣誉主席

教授解决问题和释放压力的课程长达四十年，并曾在夏威夷州立医院担任了三年的临床咨询心理学家，治愈了医院里多名患有精神疾病的罪犯。这些年来，他与多个组织的上千人一起工作过，这些组织包括联合国教科文组织、国际人类合一会议、世界和平会议、传统印度医学高峰会、欧洲和平疗愈者，以及夏威夷州立教师协会。他从 1983 年起就在全世界教导新版的"荷欧波诺波诺"疗法，曾经三次与夏威夷治疗师莫娜·纳拉玛库·西蒙那一起在联合国介绍这个疗法。